Entrena a tu Cachorro Interno a Comer Saludable

Deja Que tu Estómago Sea tu Guía

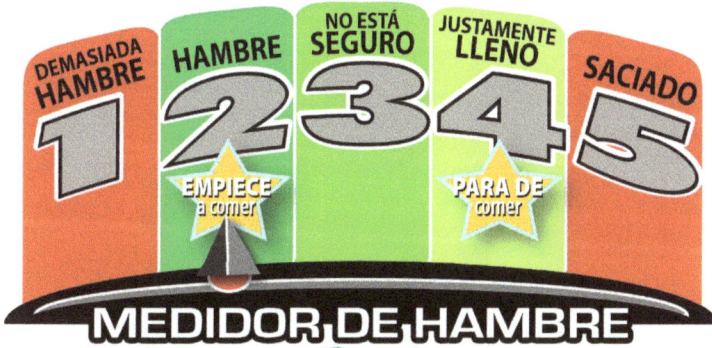

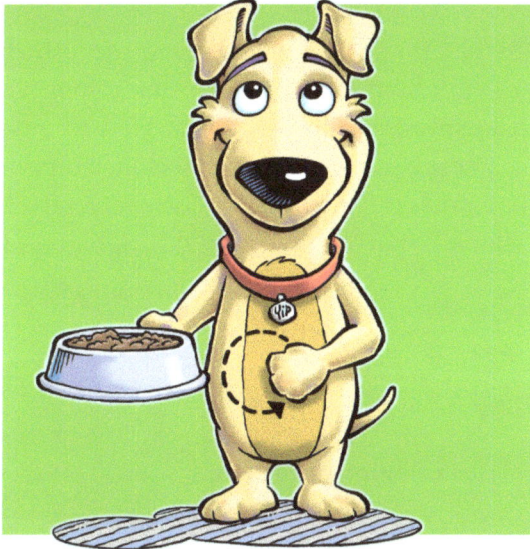

LANIER
PRESS

LANIER
PRESS *an Imprint of BookLogix*
Alpharetta, GA

ISBN: 978-1-6653-0216-6 - Paperback
ISBN: 978-1-6653-0217-3 - Wire-O

Número de Control de la Biblioteca del Congreso: 2021915724

10 9 8 7 6 5 4 3 2   1 0 2 8 2 1

Impreso en los Estados Unidos

∞ Este documento cumple con los requisitos de ANSI/NISO Z39.48-1992

Ilustraciones por Robbie Short (www.robbieshort.com)

Contenido

Prefacio

¿De dónde viene Yip? Había sido terapeuta durante muchos años, especializada en ayudar a adultos a utilizar sus señales de apetito para controlar los impulsos de comer, cuando mi familia decidió adoptar un cachorrito terrier –Lucy. Yo nunca había tenido un perro, y descubrí pronto que cuidar de la salud de Lucy iba a ser completamente diferente de hablarles a los adultos sobre sus hábitos de comida. Un día, dejé tres filetes de ternera en la mesa de la cocina y cuando regresé a la cocina, me encontré a Lucy muy llena (e incluso enferma poco después). Lucy me enseñó la naturaleza del deseo de comer, y se convirtió en mi inspiración para YIP.

Dos de mis colegas, muy innovadoras, las doctoras Nancy Zucker y Thrudur Gunnarsdóttir, comenzaron a aplicar mi trabajo sobre el reentrenamiento de apetito con adolescentes y niños. Esto me animó a seguir desarrollando la idea. Un maravilloso niño de diez años, Tiger Greene, y su familia fueron referidos a mí, y con ese caso tuve que encontrar maneras más divertidas y efectivas para ayudar a su familia a comenzar a mejorar su salud (puede ver su historia en *Sacking Obesity*, HarperCollins, 2012). Yip se convirtió en un éxito instantáneo tanto con los niños como con sus padres. La idea de un cachorro al que le gusta comer ayuda a todos a aceptar la realidad de que el limitar lo que comemos no es realmente natural, pero es posible comer bien y ser felices. La mayoría de los dueños de perros (incluyendo a los niños) encuentran que son capaces de mantener a su perro feliz cuando la mayoría de sus alimentos son saludables. Sin embargo, muchos encontramos que es más difícil alimentarnos bien a nosotros mismos (o a nuestros hijos).

Espero continuar con los esfuerzos de Tiger para ayudar a los niños, adolescentes, y adultos a encontrar una manera diferente de pensar sobre todas las opciones que tienen viviendo en un mundo que tiene demasiadas golosinas muy altas en calorías. Por favor, de una leída a *Entrena a tu Yip*; creo que le hará feliz haberlo hecho.

Reconocimientos

Quiero expresar mi agradecimiento a Rex y Duval Fuqua y a Fuqua Family Foundations por su apoyo durante las primeras fases del desarrollo de este libro; a mis estudiantes que contribuyeron al desarrollo del concepto de re-entrenar el apetito durante los años, a Sheetal Reddy, Jessica Nasser, y especialmente a Lauren Marx, Joya Hampton, Elise Ozbardakci, y Devika Basu, que ayudaron a crear a Yip como todos lo conocen hoy; y a mis colegas del Departamento de Pediatría, del Hospital de la Universidad Nacional de Islandia, especialmente Sigrún Þorsteinsdóttir y Berglind Brynjólfsdóttir, quienes incorporaron el concepto de Yip en su programa en la Clínica de Obesidad Infantil y quienes me dieron comentarios muy valiosos. También quiero agradecer a Wayne South Smith por ayudarme a encontrar la voz de Yip, y mi amiga Ann Carroll por poner los toques finales en el libro.

Nota para los padres

¿Qué puedes hacer para ayudar a tu niño/a?

Su hijo/a siempre tendrá la oportunidad de elegir alimentos menos saludables y para comer en exceso. Por esta razón, es importante que aprenda a manejar sus propios deseos, un proceso que este libro llama "entrena al cachorro interno". Su hijo/a no siempre va a poder depender de usted para limitar lo que él o ella come. Por lo tanto, su trabajo es entrenar al entrenador. En otras palabras, debe enseñarle a su hijo/a a que él o ella mismo/a pueda controlar lo que come. Su actitud mientras le enseña es muy importante. Si puede mantenerse positivo y concentrarse en los éxitos de su hijo/a, el o ella podrá aprender hábitos más saludables sin que el tema de la comida cause tensión o problemas.

Su involucramiento va a cambiar según la edad de su hijo/a. Este libro está escrito en una forma que puede ser usado en varias edades. Con un niño/a pequeño/a, léale el libro con frecuencia y comience a usar algunas de las palabras del libro cuando hablen sobre la comida (¡no hable sobre el peso de su hijo/a!). Con un niño/a mayor, puede pedirle que lea el libro primero y luego él o ella le puede explicar lo que él/ella piensa que dice el libro. Esto lo pone en el papel de maestro/a. Con un adolescente o un adulto joven, sólo dele el libro y dígale que cree que el libro enseña una forma interesante de pensar, ya qué es tan difícil para cualquier persona limitar la comida sabrosa que no es tan saludable. Hágale saber que usted está dispuesto a ayudarlo/la si desea ayuda. Si él o ella quiere ayuda, pregúntele específicamente qué puede hacer para ayudarlo/a, y también si está haciendo ahora algo que no le es útil a su hijo/a. Simpatice con su hijo/a en la dificultad de entrenar a cualquier cachorro, pero hágale saber que usted tiene la confianza que él o ella podrá entrenar a *su cachorro interno*. Ayude a su hijo/a a hacer el proceso divertido, como si su hijo/a fuera responsable de cuidar y entrenar a un cachorro de verdad. ¡Usted puede ayudar a su hijo/a a aprender cómo manejar a su cachorro!

Recuérdele a su hijo/a a menudo que todos los cachorros son diferentes. Tienen diferentes preferencias alimentarias, tal como impulsos y formas de aprendizaje diferentes. Es posible que su hijo/a necesite probar muchas estrategias para encontrar la que funcione mejor. Lo que funciona para un niño/a puede no funcionar para su hermano/a o amigo/a. Lo que funciona también puede cambiar cuando su hijo/a crece o tiene que enfrentarse con situaciones nuevas. Es posible que usted tenga que ser flexible y adaptar las expectativas familiares, especialmente si hay otros niños/as o un padre a los que no les cuesta trabajo manejar su peso o la alimentación saludable. A esas personas a veces les cuesta trabajo entender por qué un niño/a tiene dificultades con la comida, y es posible que no sepan cuánto apoyo ese niño/a necesita para poder comer saludablemente. Es importante que respete los sentimientos y las preferencias de su hijo/a en cuanto a cómo prefieren entrenar a *su cachorro interno*, pero no permita que su hijo/a le dé demasiadas excusas por las que no puede aprender a controlar lo que come. Permita que su hijo/a tome las responsabilidades más grandes que él o ella pueda sobre sus decisiones alimentarias. Trate de que su hijo/a no haga lo que él o ella coma primariamente su problema o responsabilidad. El esfuerzo será demasiado para usted y es probable que su hijo/a no tenga éxito a largo plazo si usted siempre toma las decisiones sobre su alimentación.

Es verdad que usted es responsable de hacer todo lo posible para mantener sano/a a su hijo/a, pero cuando se trata del peso de él o de ella, esto significa ayudarle a tomar control de su propia salud, al nivel que él o ella pueda manejar. Cuando se esfuerza demasiado para imponer sus propios valores sobre la salud de su hijo/a, e insiste en forzar sus propias soluciones, corre el riesgo de que su hijo/a se sienta controlado/a, un sentimiento que probablemente arruinará todo su esfuerzo. Piense en cómo se siente usted cuando otras personas tratan de decirle lo que debe hacer, en lugar de ayudarle a descubrir lo que funciona mejor para usted. A la mayoría de nosotros no nos gusta que nos digan lo que debemos hacer. La mayoría de las veces hacemos lo que queremos en secreto sin que la otra persona sepa que no seguimos sus expectativas.

Como padre/madre, su trabajo es ser entrenador/a y animador/a, ser paciente y ser positivo/a, a medida que su hijo/a descubre cómo manejar mejor sus propios deseos y como comer en un mundo lleno de comidas apetecibles y deliciosas.

Para más información, consulte http://craigheadlab.weebly.com/

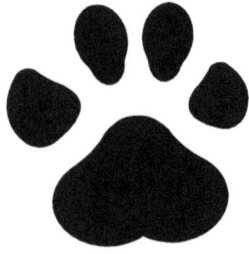

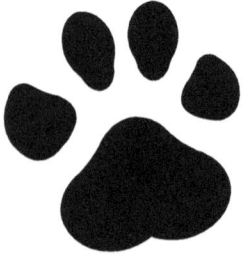

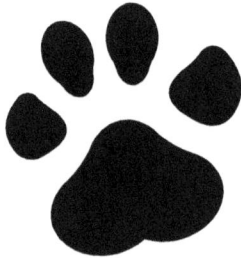

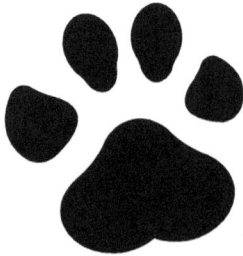

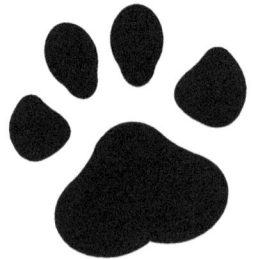

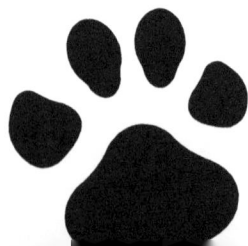

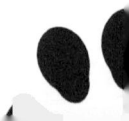

Capítulo 1
Conoce a tu
cachorro interno

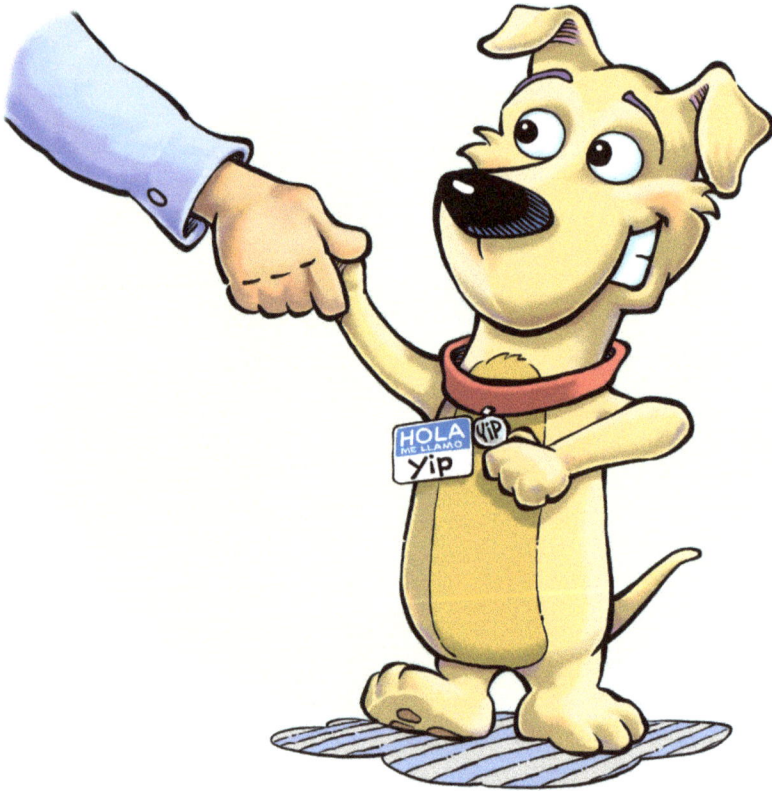

Tu cachorro interno es la parte de ti que quiere comer. Vamos a llamarlo Yip[1].

Los cachorros son cazadores. Comen *cada vez* que encuentran comida sabrosa. Los cachorros no se detienen a pensar: "¿*Tengo hambre*?" Los cachorros no se detienen a pensar: "¿*Es esta comida nutritiva*?" Los cachorros no se detienen a pensar: "¿*Estoy lleno*?"

1El nombre Yip viene de Your Inner Pup -- Tu Cachorro Interno en inglés. Una vez conozcas a Yip, puedes darle el nombre que tú quieras.

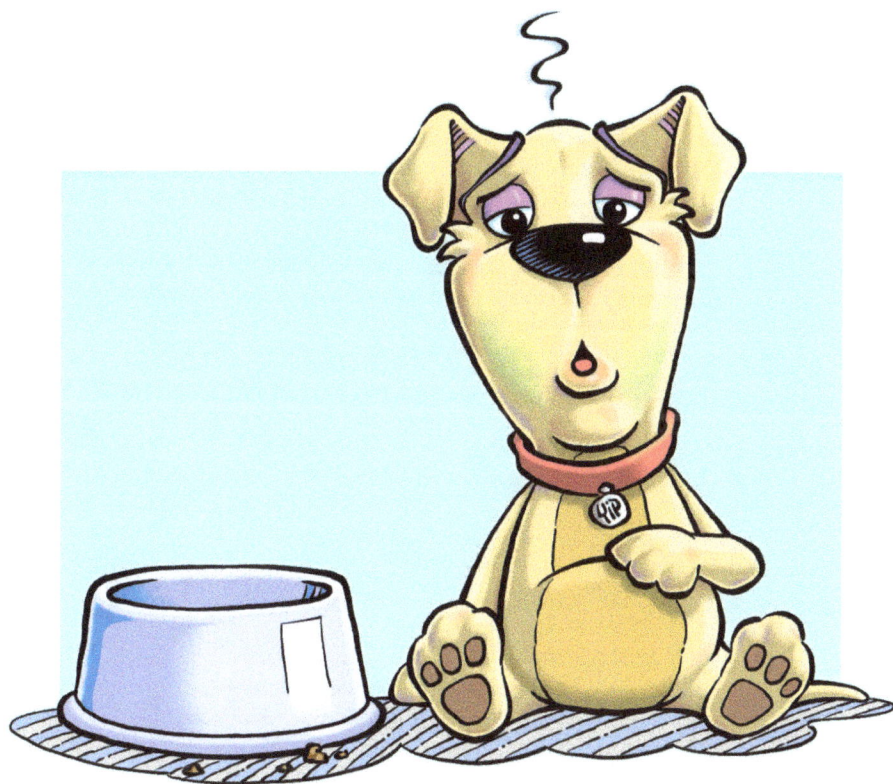

Los cachorros comen *la cantidad que* quieran.

A veces un cachorro come tanto que no se siente muy bien.

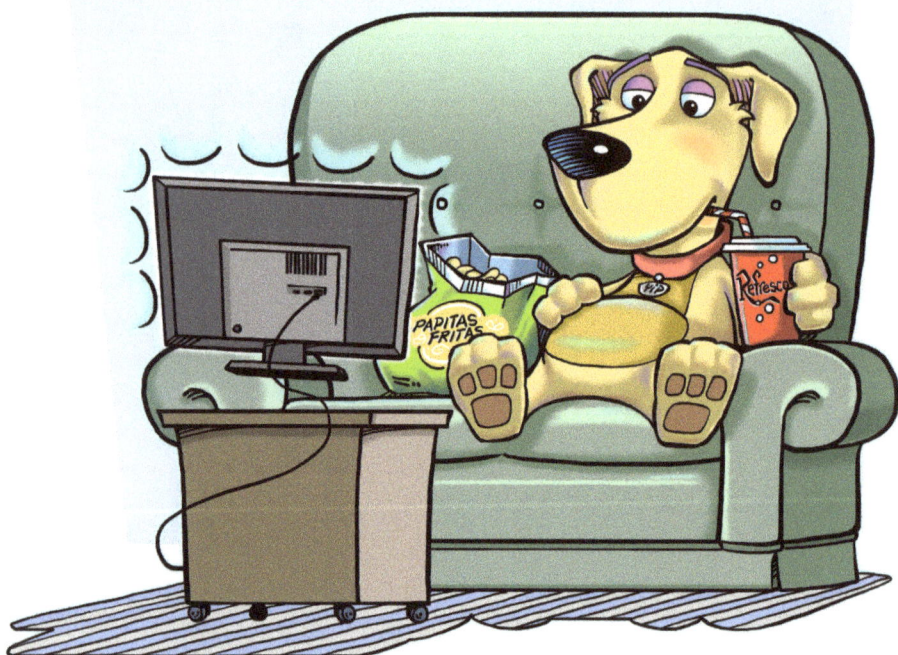

Los cachorros no se mantienen con buena salud si comen *todo lo* que quieran y *la cantidad* que quieran.

Los cachorros necesitan a un entrenador que los mantenga saludables. Yip, *tu cachorro interno*, también necesita un entrenador. La parte de ti que *piensa* es la parte que está leyendo este libro. Con tus *pensamientos* puedes entrenar a Yip. ¿Estás dispuesto a entrenar a Yip para que empiece a comer bien?

1. Si tú no tienes un perro, hable con amigos o gente que conoces que tienen un perro. Pregúntales que le dan de comer. ¿Qué comida le dan? ¿Qué comidas tienen cuidado de NO darle? ¿Por qué no le dan esa comida a su perro?

2. ¿Come su perro cada vez que le ofrecen su comida? ¿O tiene problemas de estómago y sólo come ciertas comidas? ¿Le dejan comer cada vez que pide comida? ¿Por qué no le dejan comer a su perro siempre que quiera y todo lo que quiera?

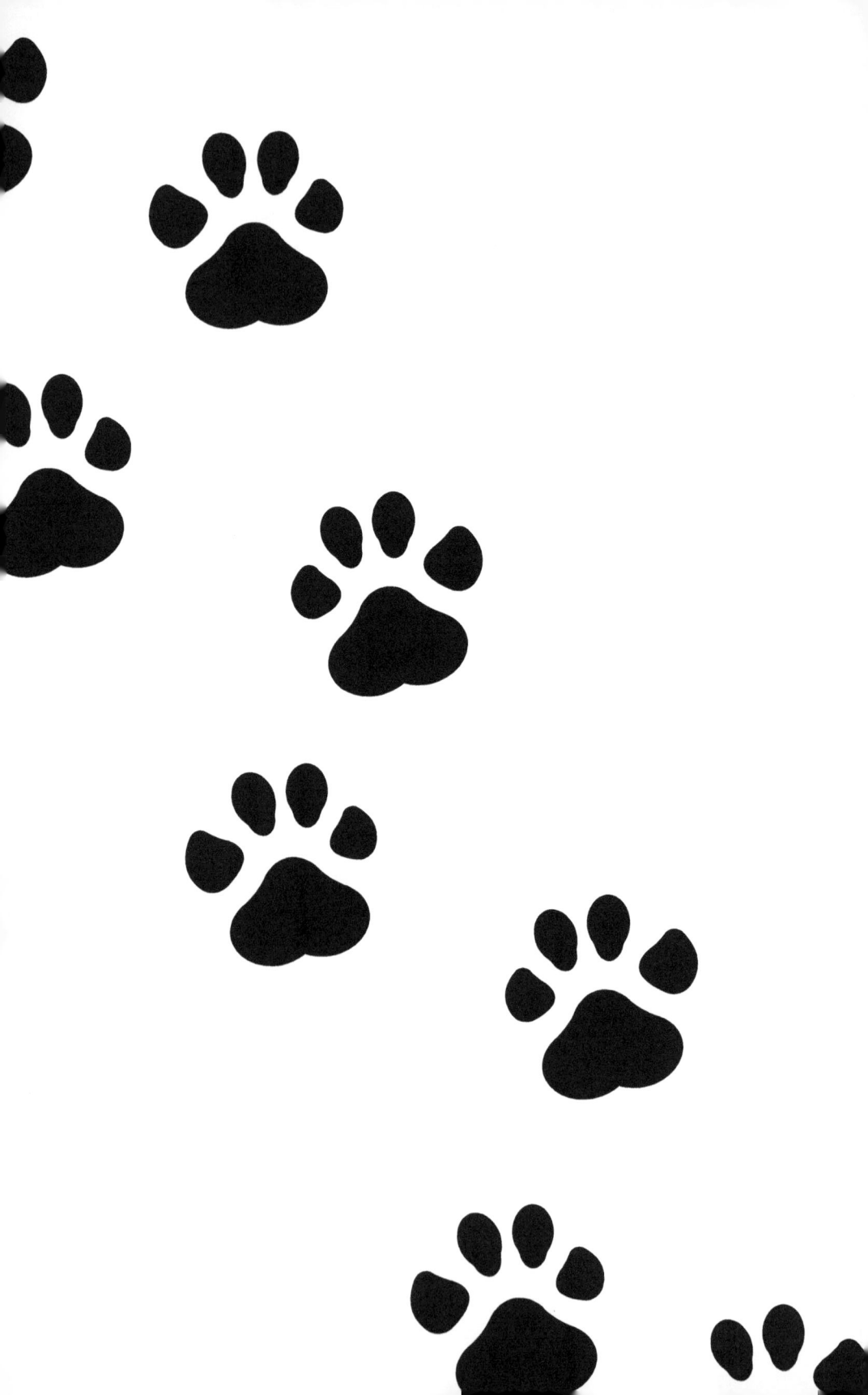

Capítulo 2
¿Cómo entrenar a tu cachorro para que haga lo mejor?

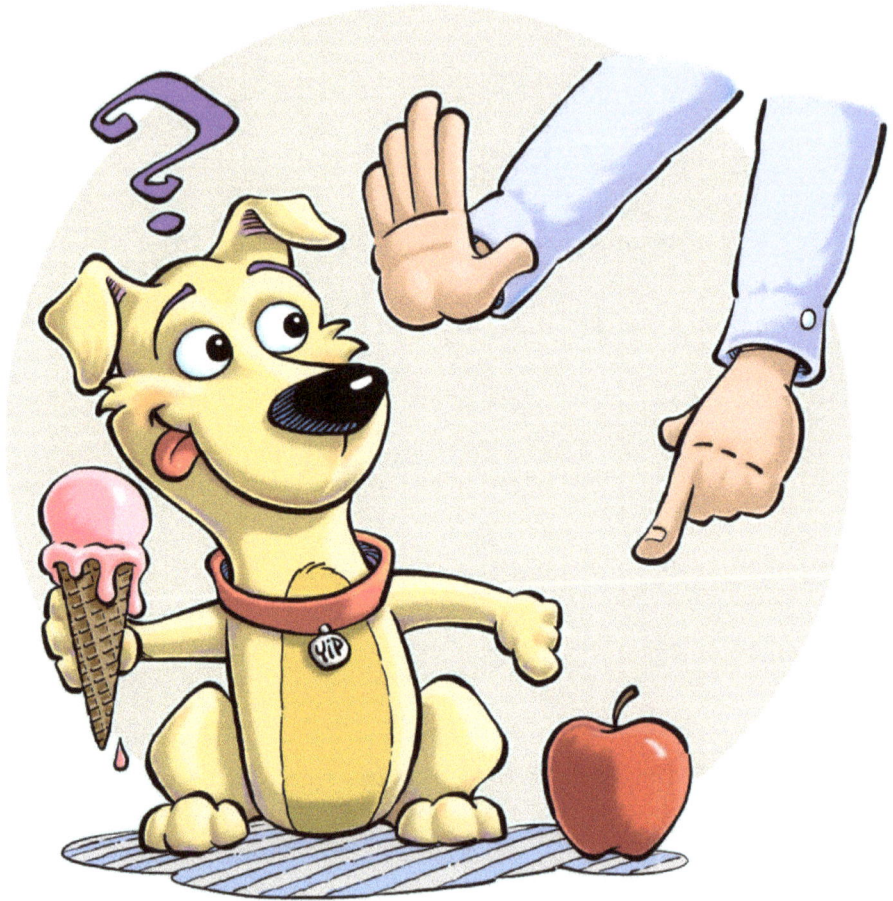

Los cachorros tienen que aprender a hacer lo que sus entrenadores quieren que hagan.

El entrenador le enseña a su cachorro a comer bien, porque ama a su cachorro. Quiere que su cachorro se sienta bien y se mantenga saludable por mucho tiempo. El entrenador le da a su cachorro comida saludable y rica.

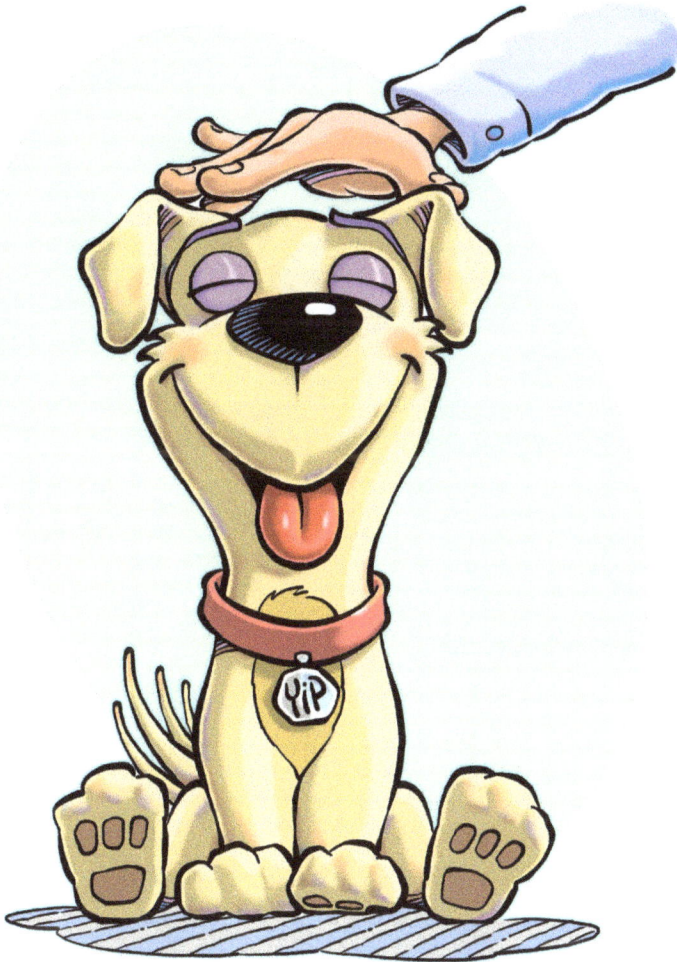

El entrenador le dice a su cachorro "¡Bien hecho!" cada vez que hace lo que el entrenador piensa que es lo mejor.

Entrenar a un cachorro requiere mucho trabajo, pero los cachorros pueden aprender a hacer lo que el entrenador piensa que es mejor. A los cachorros les gusta hacer felices a sus entrenadores. Los cachorros pueden aprender a estar contentos comiendo saludablemente.

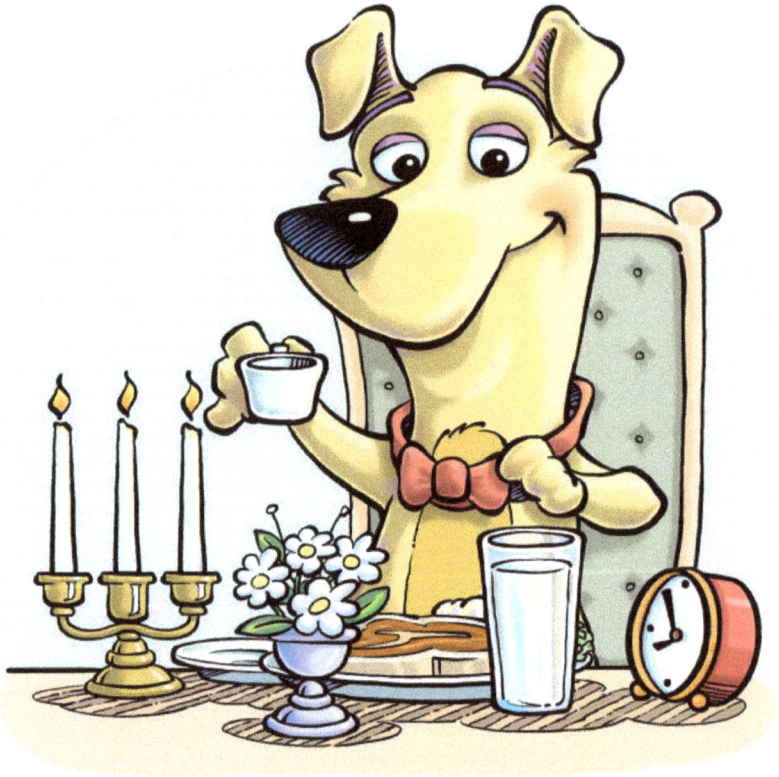

El entrenador alimenta a su cachorro con comidas nutritivas a *la misma hora todos los días.*

El cachorro necesita comer regularmente para que no le dé *demasiada* hambre antes de que sea hora de comer. El cachorro necesita desayuno, bocado de mañana, almuerzo, merienda y cena. El cachorro no necesita muchas golosinas para ser feliz. El cachorro necesita un entrenador que lo ame y lo mantenga saludable.

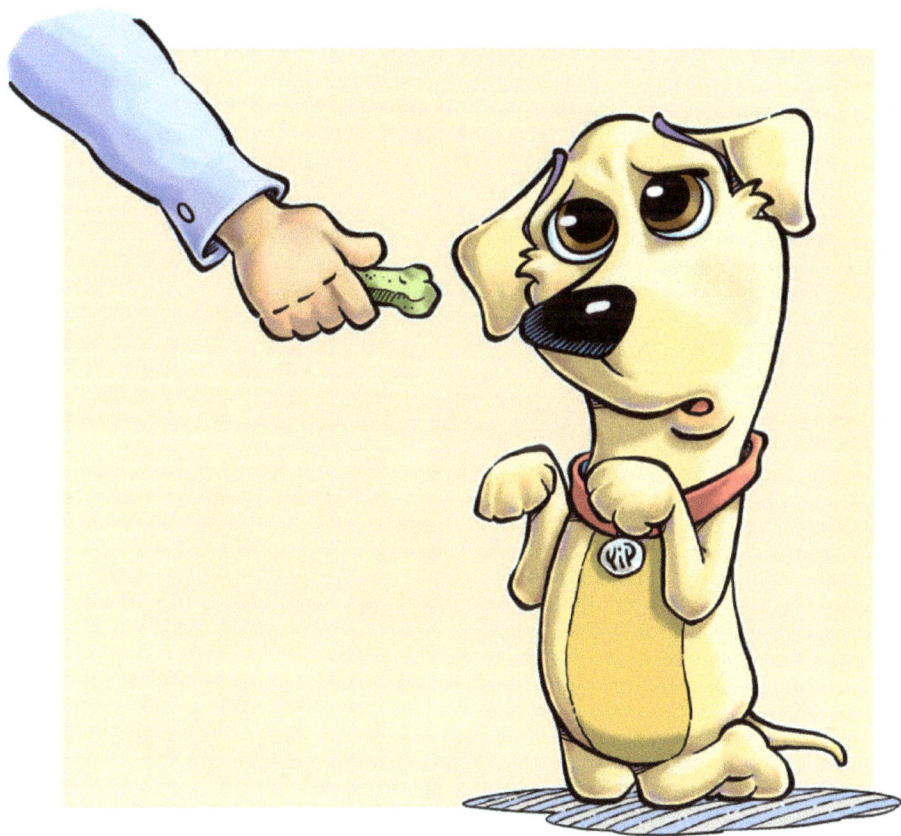

El entrenador no le da un premio al cachorro cada vez que su cachorro lo pide.

Las golosinas saben ricas en tu boca y son divertidas al comerlas, pero las golosinas no son tan buenas para tu cuerpo como los bocados nutritivos. Algunas golosinas tienen mucho azúcar, como un chocolate. Algunas golosinas son fritas y tienen mucha sal, como papitas fritas y pollo frito. Los entrenadores a veces premian a los cachorros, pero también saben cuándo NO es el momento adecuado.

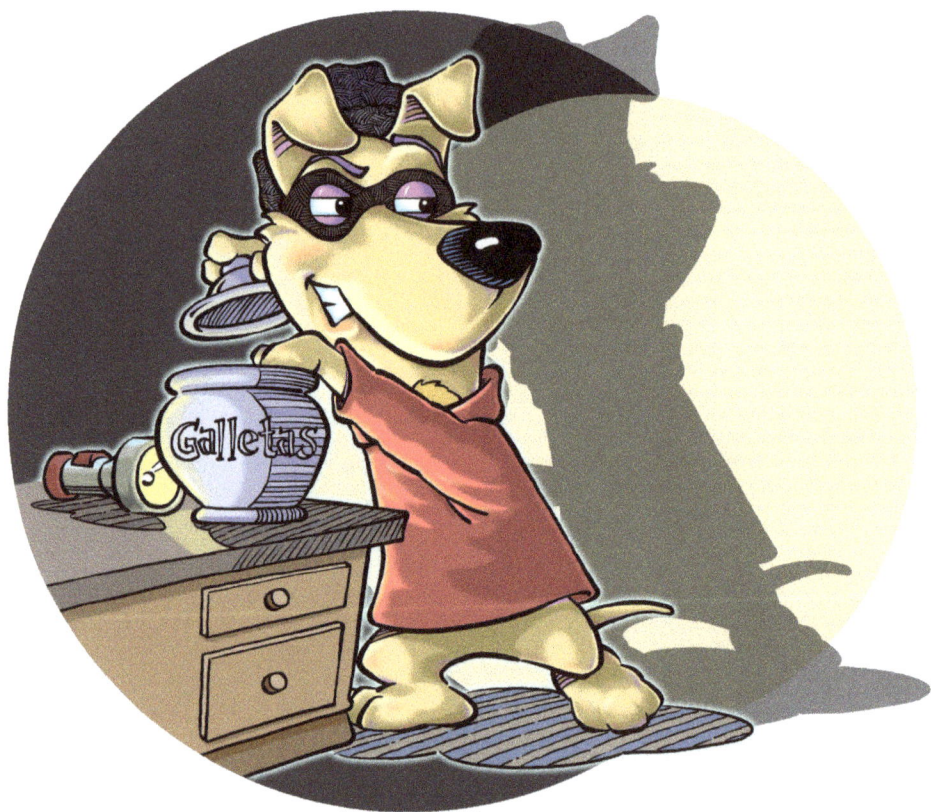

El entrenador se mantiene a cargo de alimentar a su cachorro. Los cachorros tratan de comer golosinas a escondidas si pueden.

El entrenador no deja golosinas donde el cachorro pueda encontrarlas. Le ayuda a su cachorro a esperar el momento adecuado para obtener una golosina. El entrenador le dice a otras personas: "No le des golosinas a mi cachorro. Quiero mantenerlo sano."

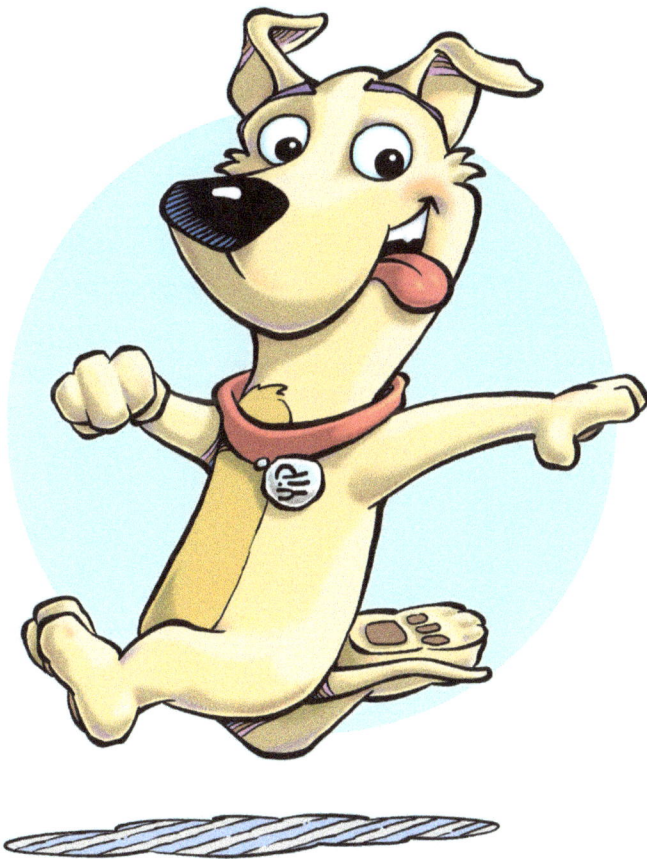

El entrenador saca a su cachorro a correr y jugar.

Los cachorros no necesitan muchas golosinas para ser felices. Los cachorros sí que necesitan mucho ejercicio para mantenerse felices y saludables. Los cachorros son más felices cuando los acaricias y juegas MUCHO con ellos.

1. ¿Has intentado enseñar a tu perro a obedecer órdenes o hacer trucos? ¿Cómo le enseñaste a tu perro a hacer lo que tú querías que hiciera (o que no hiciera, como saltarle a la gente)? ¿Fue fácil o necesitó mucha práctica? Si no tienes un perro, pregúntale a gente que tiene perros cómo los entrenaron.

2. ¿Por qué crees que un perro aprende a hacer lo que el dueño quiere que haga la mayoría del tiempo? ¿Qué es importante para un perro, además de la comida?

Capítulo 3
La parte de ti que *piensa* que puede entrenar a tu cachorro interno a comer bien.

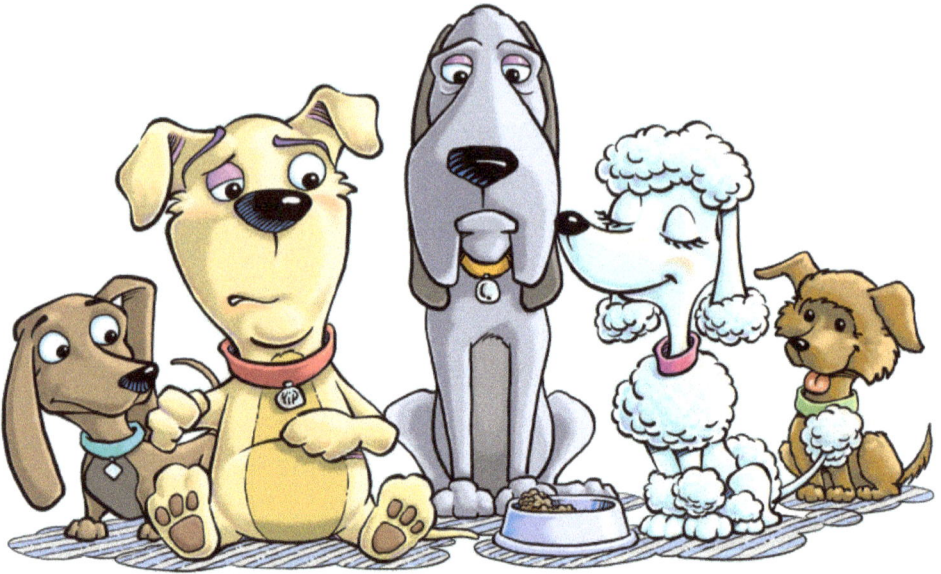

Algunos cachorros necesitan más práctica que otros.

Al principio, tu cachorro interno no siempre hará lo que la parte de ti que *piensa* quiere y sabe que es correcto. Es posible que te frustres y quieras dejar de entrenar a tu cachorro. Tu cachorro interno necesita mucha práctica para aprender hábitos de alimentación saludables. Dile a tu cachorro, "¡Bien hecho!" cuando le haga caso a la parte de ti que piensa. Ten paciencia. Cuando tu cachorro interno aprenda hábitos nuevos, se sentirá feliz al tomar decisiones saludables.

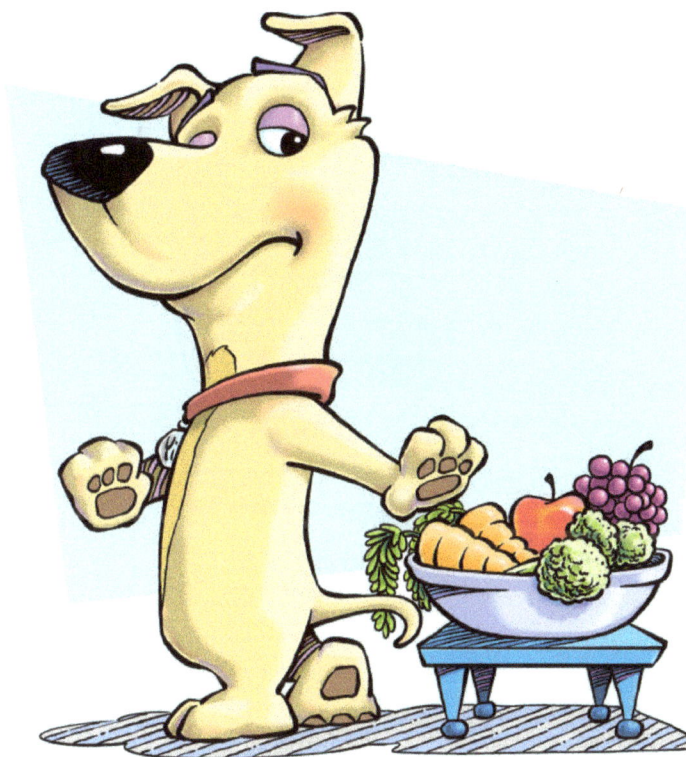

Cuando comiences a entrenar a tu cachorro interno, recuerda estos consejos:

#1 *La parte de* ti *que piensa* es la que decide QUÉ TIPOS de alimentos le vas a dar a tu cachorro interno.

No permitas que tu cachorro interno sea terco y se niegue a probar verduras y frutas diferentes.

Pídele a un adulto que te ayude a encontrar alimentos nutritivos que le gusten a tu cachorro interno. A veces, un cachorro tarda un tiempo en acostumbrarse a alimentos nuevos. Dile a tu cachorro: "¡Bien hecho!" Cuando esté dispuesto a probar alimentos nuevos y nutritivos.

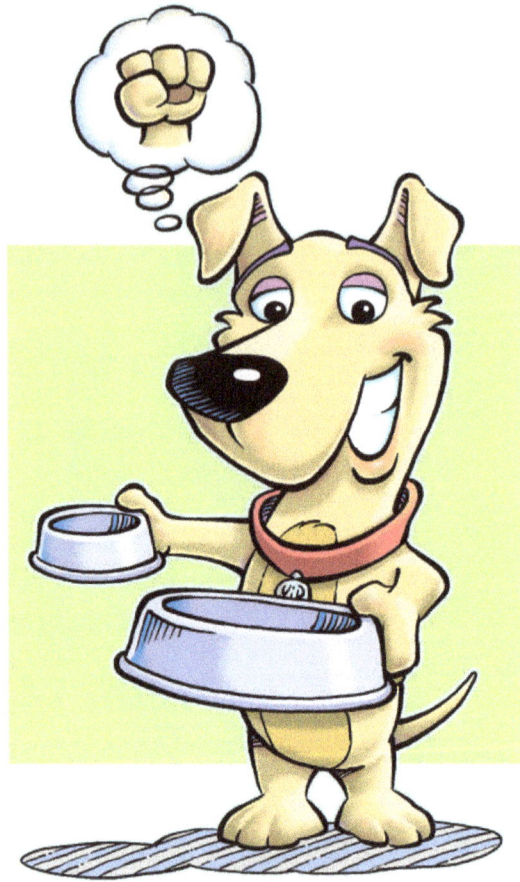

#2 *La parte de ti que piensa* es la que decide CUÁNTA comida le vas a dar tu cachorro interno.

No le des a tu cachorro interno un plato grande de comida. El estómago de tu cachorro es sólo un poco más grande que tu puño.

Tu cachorro interno sólo necesita suficiente comida para llenar su estómago, pero se comerá la cantidad que tú le des. Tu cachorro no necesita toda la comida que quiere. Dile a tu cachorro: "¡Bien hecho!" cuando encuentre algo diferente que hacer en vez de pedir más comida que lo que tú piensas que es correcto.

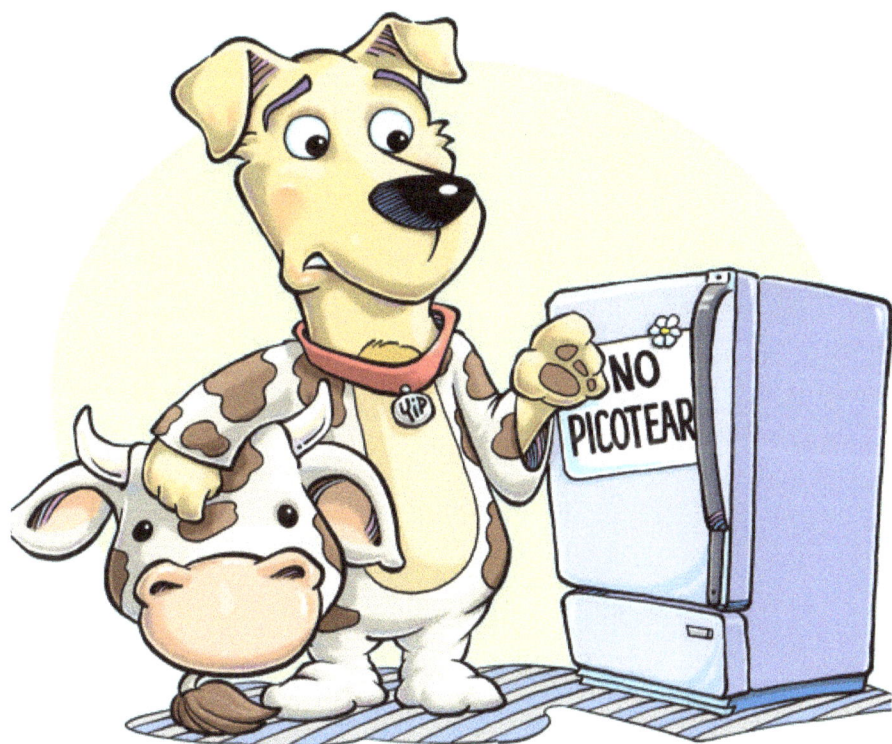

3 *La parte de ti que piensa* es la que decide CUANDO tu cachorro interno va a comer merienda y golosinas.

Las vacas tienen que comer todo el día para comer suficiente hierba para mantenerse saludables. Tu cachorro interno no es una vaca.

Tu cachorro interno puede comer meriendas nutritivas antes de la comida, pero si come demasiadas meriendas y golosinas, no va a tener hambre a la hora de la cena. Si tu cachorro interno come demasiados bocadillos y golosinas, tu cachorro interno no se va a mantener saludable. Dile a tu cachorro: "¡Bien hecho!" Cuando puede esperar y comer en el momento adecuado.

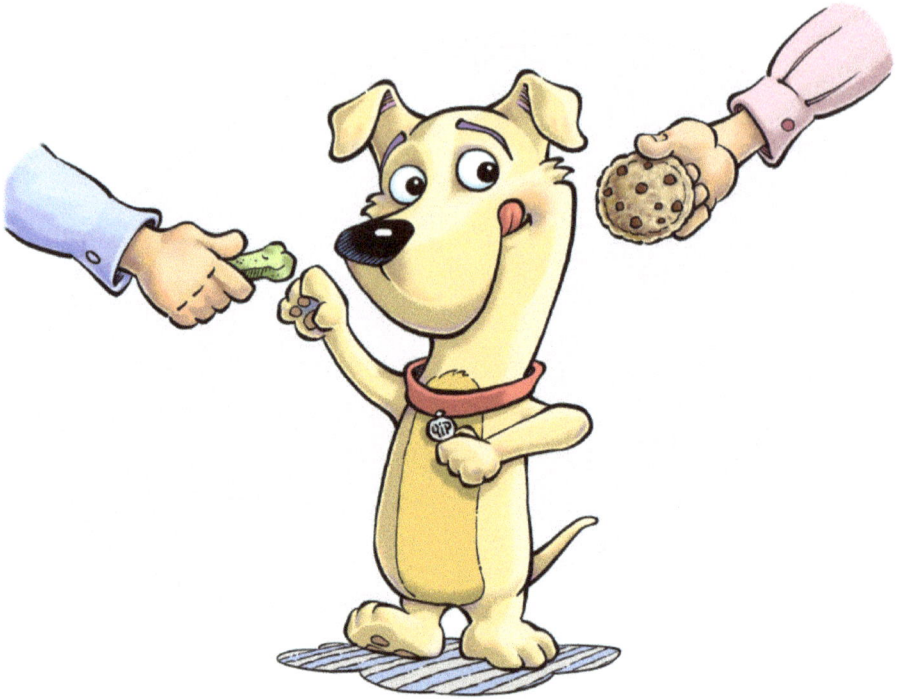

 # 4 *La parte de ti que piensa* es la que decide QUIEN le da a tu cachorro interno meriendas y golosinas.

Ayuda a tu cachorro interno a saber cuándo es el momento adecuado para darse un capricho. Otras personas pueden darle a tu cachorro demasiadas golosinas.

Cuando tu cachorro no tiene hambre, enséñale a decir "NO, gracias. No necesito una golosina en este momento. A lo mejor me como una más tarde." Si tu cachorro interno ya se ha comido una golosina, enséñele a decir: "Hoy he comido suficientes golosinas. Puedo comerme una golosina mañana." Dile a tu cachorro, "¡Bien hecho!" cuando decida que no necesita una golosina cada vez que alguien se la ofrezca.

1. Escriba una lista de bocados nutritivos que le gustan, y algunos que tal vez no le gusten tanto, pero que estaría dispuesto a comer con más frecuencia.

2. Escriba una lista de los alimentos que le gusta comer (por ejemplo, golosinas especiales). ¿Qué cantidad típicamente come de estas golosinas? ¿Le resulta difícil comer sólo una pequeña cantidad de algunos de estos alimentos? ¿Qué podría hacer para que sea más fácil comer sólo pequeñas cantidades de esos alimentos que le gusta comer? Para algunas personas, les es más fácil comer pequeñas cantidades si los alimentos están empaquetados individualmente, como una pequeña bolsa de papas fritas o galletas. También puede decidir comer estas golosinas sólo cuando está fuera de casa, en lugar de tener muchas golosinas en su casa.

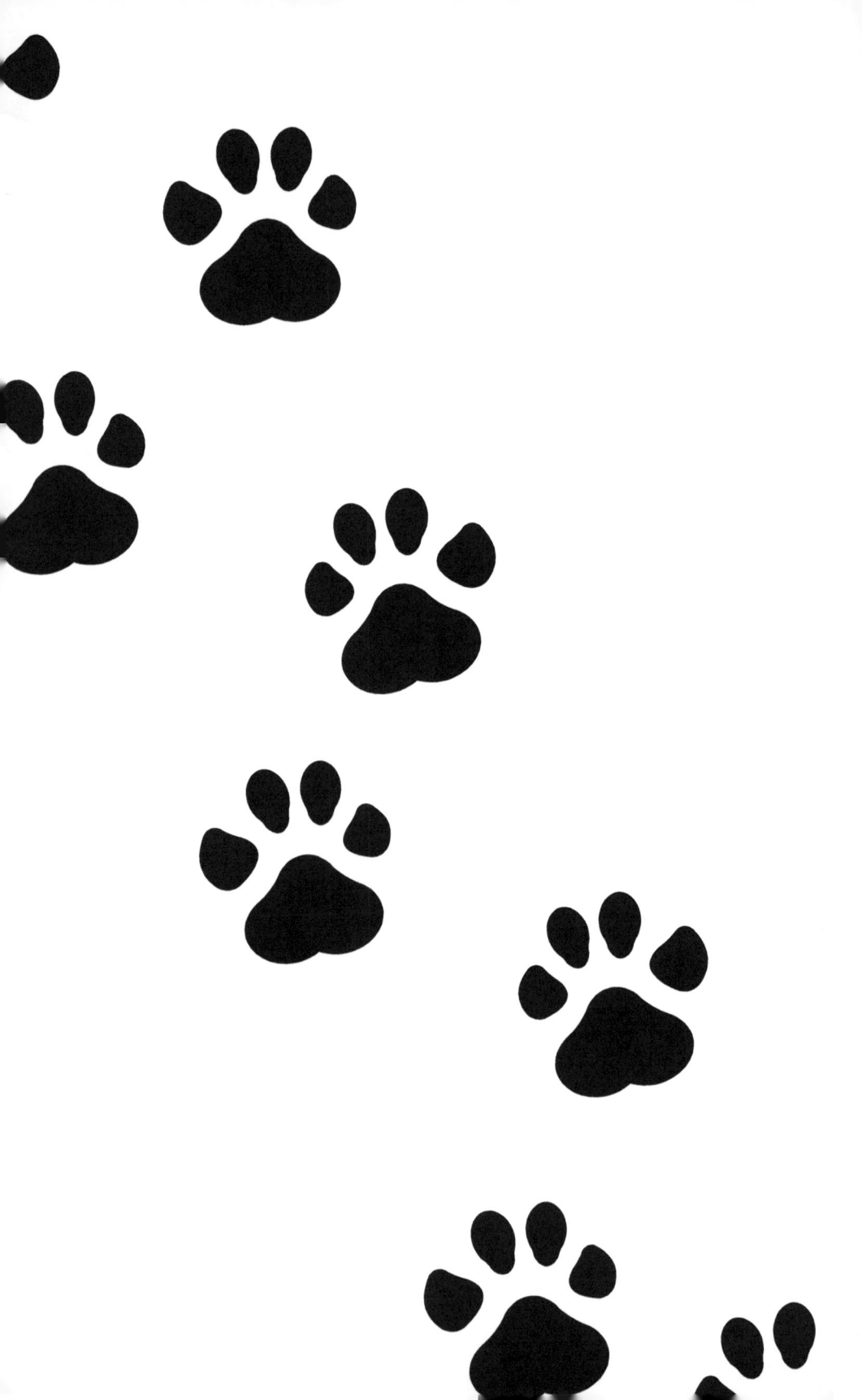

Capítulo 4
Entrena a tu cachorro interno a utilizar el *Medidor de Hambre*

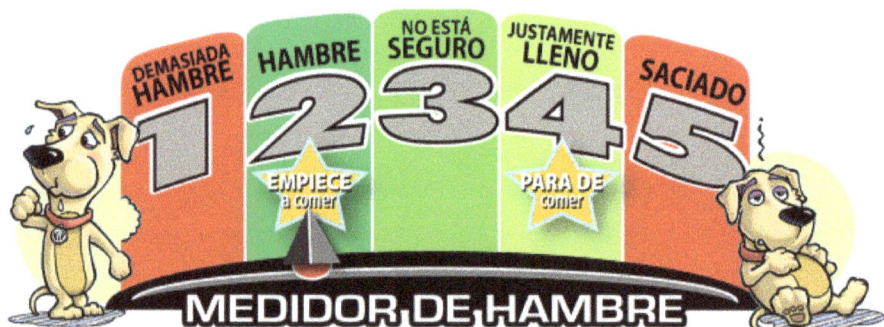

El *Medidor de hambre* le dice a tu cachorro cuándo es el *momento adecuado* para comenzar a comer y cuándo es el *momento adecuado* para dejar de comer.

El *medidor de hambre* dice: "Manténgase fuera de las zonas rojas. No te mueras de *hambre*, *PERO* no te SACIES."

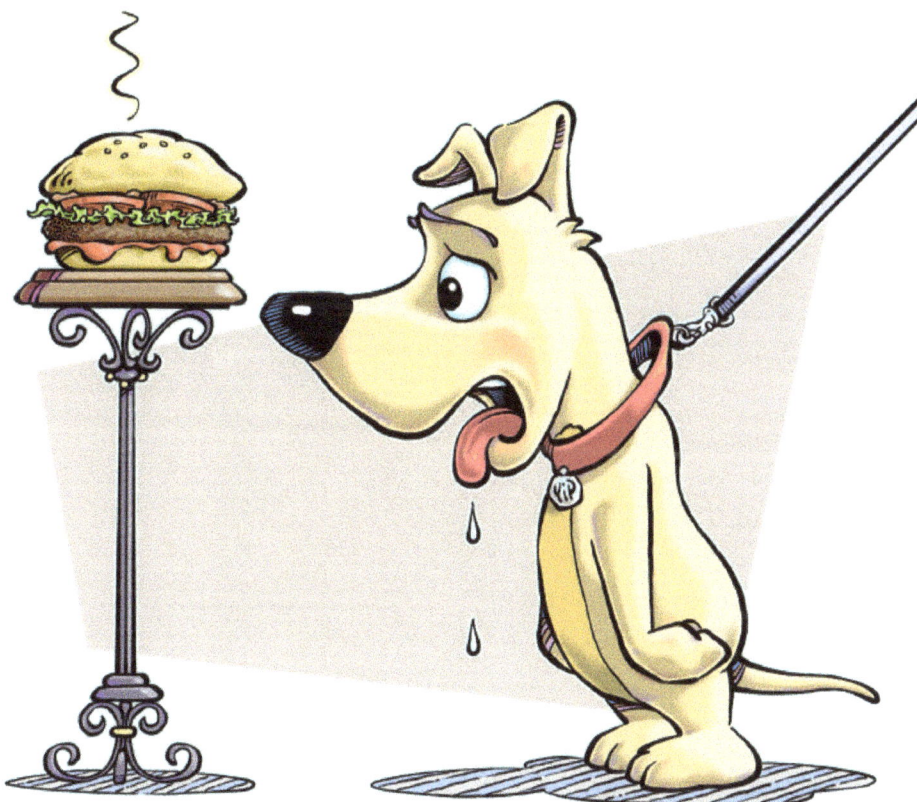

El medidor del hambre le recuerda a tu cachorro interno NI QUE se salte las comidas, NI QUE se quede *demasiado hambriento*.

Cuando tu cachorro interno tiene mucha hambre, le es difícil tomar decisiones saludables. Un cachorro hambriento comerá todo lo que pueda encontrar. Comerá demasiado rápido y comerá más de lo que su cuerpo necesita para mantenerse saludable. El *momento adecuado* para una comida o merienda nutritiva es cuando tu cachorro interno tenga hambre. Éste no es el *momento adecuado* para golosinas. Cuando tu cachorro interno tiene hambre, comerá muchas golosinas. Tu cachorro puede disfrutar de una pequeña golosina *después de* haber comido una comida nutritiva.

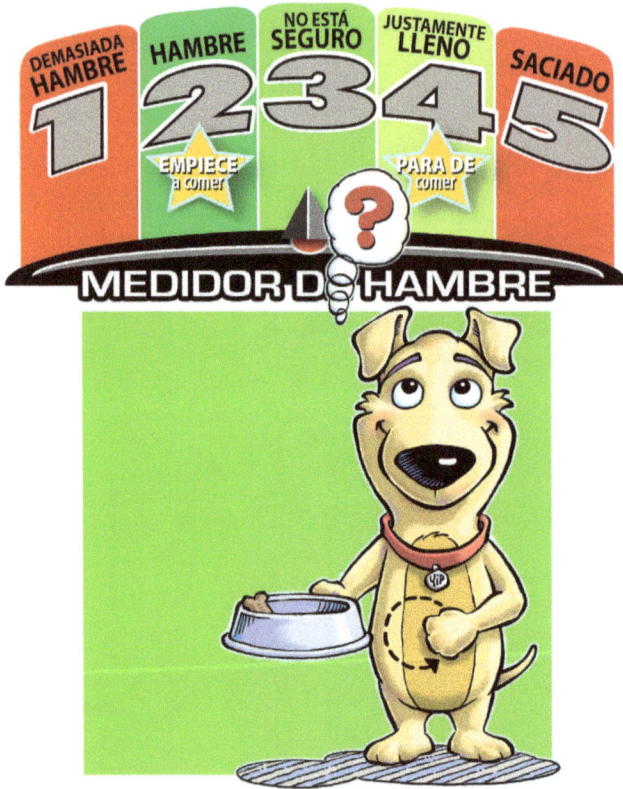

El Medidor del Hambre ayuda a tu cachorro interno a decidir qué hacer cuando NO ESTÁ SEGURO si tiene hambre.

Entrena a tu cachorro a hacerle caso a su estómago y a dejar que ÉSTE sea su guía. El *momento adecuado* para comenzar a comer es cuando el estómago de tu cachorro tenga hambre. Cuando el estómago de tu cachorro no tiene hambre, no es el *momento adecuado* para comer. Ayuda a tu cachorro a aprender la diferencia entre sentir hambre en el estómago y *querer* algo sabroso para comer en la boca. Cuando tu cachorro interno NO ESTÁ SEGURO DE si tiene hambre en su estómago, puede encontrar algo divertido que hacer para esperar a su próxima comida o merienda.

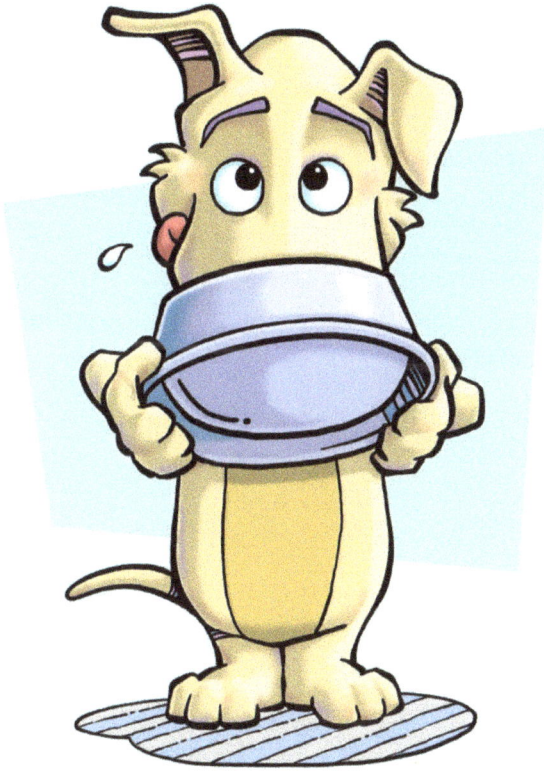

No es una buena idea que tu cachorro interno se **SACIE** incluso cuando está comiendo alimentos nutritivos.

Tu cachorro necesita comer sus comidas nutritivas, especialmente sus vegetales, pero no se debe SACIAR, aunque esté comiendo comidas nutritivas. Si tu cachorro está acostumbrado a llenarse con alimentos nutritivos, también querrá LLENARSE cuando coma golosinas. Ayuda a tu cachorro a hacerle caso a su estómago y a encontrar algo divertido que hacer en cuanto esté LLENO en lugar de comerse todo lo que esté a su alcance.

1. ¿Puede "escuchar" las señales de su estómago? ¿Puede notar la diferencia entre sentir hambre en el estómago y cuando sólo quiere comer porque la comida sabe sabrosa?

2. Piense en un momento en el que tuvo que esperar mucho tiempo antes de poder comer. ¿Comió demasiado o muy rápidamente cuando finalmente pudo comer? A veces es útil traer su propia comida cuando sepa que no habrá opciones nutritivas.

Capítulo 5
Entrena a tu
cachorro interno a usar la
Balanza para Medir si Vale la Pena

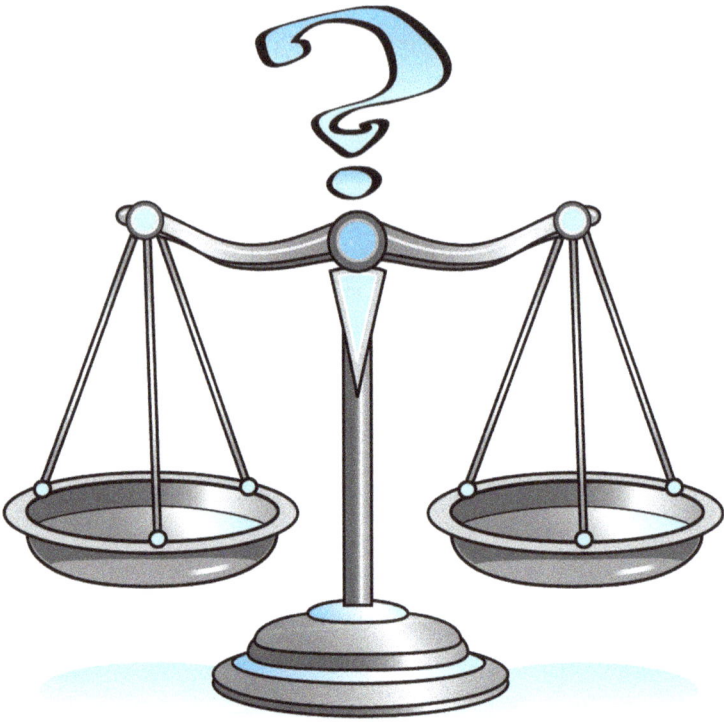

VALE LA PENA   **NO VALE LA PENA**

Tu cachorro interno tiene que tomar muchas decisiones sobre CUÁNDO comer, CUÁNTO comer, y sobre QUÉ TIPO DE COMIDAS debe comer.

Tu cachorro debe usar la *Balanza para Medir si Vale la Pena o No Vale la Pena* para comparar las opciones. Dile a tu cachorro que deje que su estómago sea su guía. Algunos alimentos pueden tener buen sabor en la boca, pero pueden no sentarle bien en su cuerpo más tarde. Si come mucho azúcar, puede sentirse muy animado por un ratito y después cansarse rápidamente. Si come mucha comida frita, es posible que su estómago no se sienta bien. Ayuda a tu cachorro a tomar decisiones que lo hagan sentirse feliz.

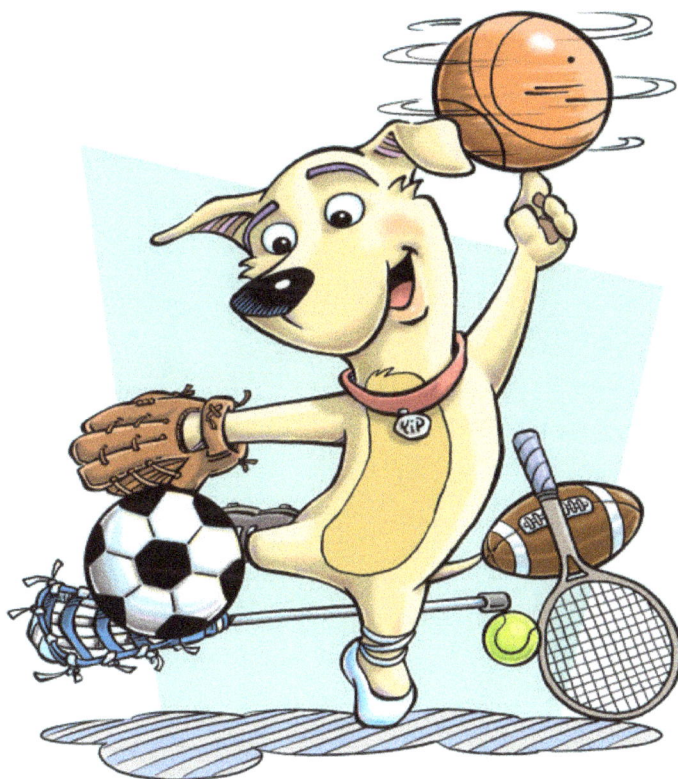

Decisión de tu cachorro interno: ¿Come cada vez que quiera comer o hace algo más divertido?

A veces tu cachorro sólo *quiere* comer. Puede sentirse aburrido o es posible que no quiera hacer su tarea. Él puede querer una golosina en ese momento. Entrena a tu cachorro a que se detenga y piense: "¿Es este el *momento adecuado* para comer? ¿Me sentiré mejor si encuentro algo más divertido que hacer? "

Cuando tu cachorro NO ESTÁ SEGURO DE si tiene hambre, ayúdalo a esperar la hora de su próxima comida o merienda. Dile a tu cachorro "¡Bien hecho!" cada vez que elija actividades divertidas en lugar de comer bocadillos o golosinas cuando no tiene hambre.

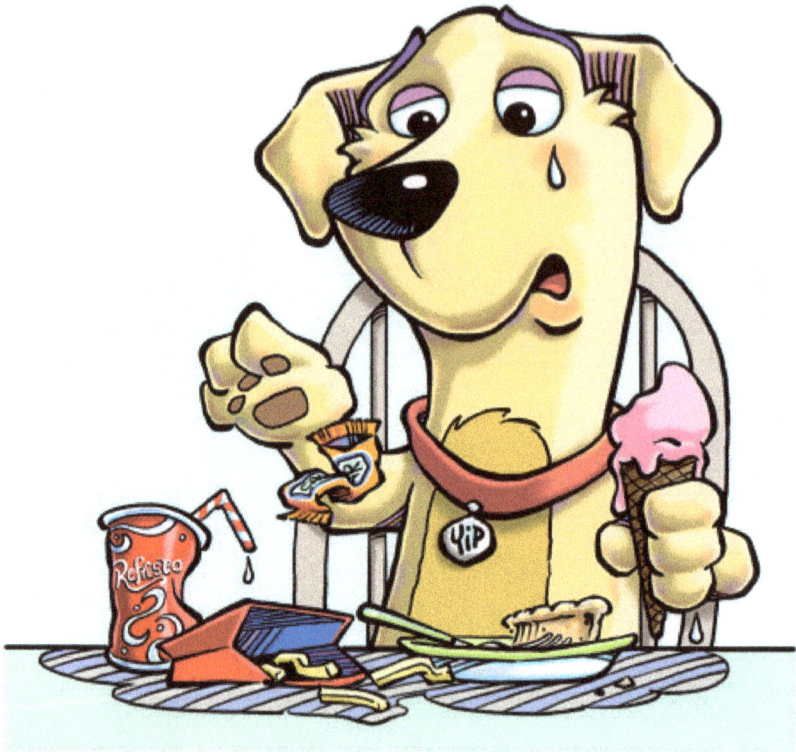

Decisión de tu cachorro interno: ¿Comer cuando necesita sentirse mejor o hacer otra cosa para sentirse mejor?

A veces, cuando tu cachorro interno no se siente feliz, realmente *quiere* golosinas. Comer golosinas hace que se sienta mejor durante un rato, pero probablemente acabará comiendo demasiadas golosinas. Hasta puede sentirse mal tu cachorro si come demasiadas golosinas.

Cuando tu cachorro interno se sienta triste o molesto, ayúdalo a encontrar otras formas de sentirse mejor. Puede salir a caminar, hablar con un amigo, leer un libro, entretenerse con algún pasatiempo, bailar, o hacer deporte. Dile a tu cachorro: "¡Bien hecho!" CADA vez que encuentre otra forma de sentirse mejor en vez de comer golosinas.

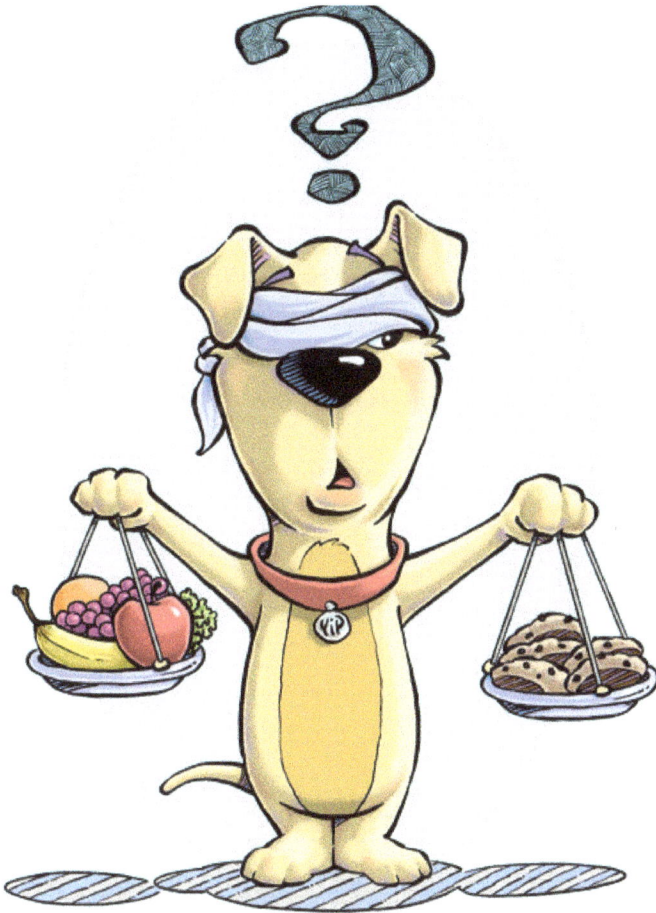

Decisión de tu cachorro interno: ¿Comer una *merienda nutritiva* o comer *golosinas*?

Ayuda a tu cachorro a escoger meriendas nutritivas en lugar de golosinas cuando su estómago sienta hambre. A veces una golosina vale la *pena*; las golosinas son una parte divertida de la vida, pero tu cachorro no necesita una golosina cada vez que la quiera. Dile a tu cachorro "¡Bien hecho!" cuando elija una *merienda nutritiva* en lugar de una *golosina*.

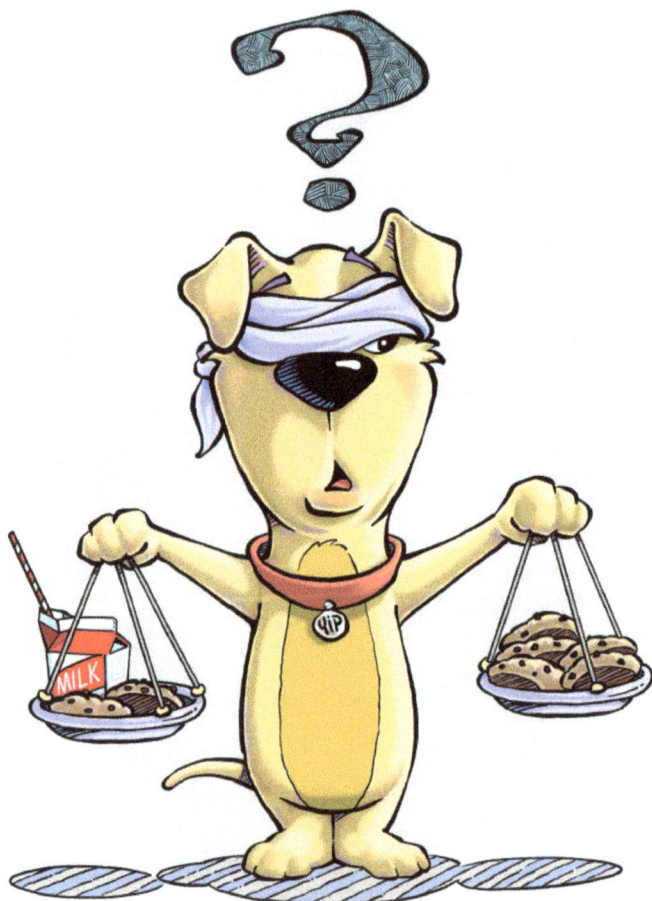

Decisión de tu cachorro interno: ¿Comer una *pequeña golosina* o comer *muchas golosinas*?

Cuando tu cachorro decida que es el *momento adecuado* para una golosina, ayúdalo a tomar una decisión saludable. Puede elegir dos trocitos de dulce con un vaso de leche en lugar de muchos trozos de dulces. Dile a tu cachorro "¡Bien hecho!" CADA vez que escoja una golosina *pequeña en* lugar de *una gran cantidad*.

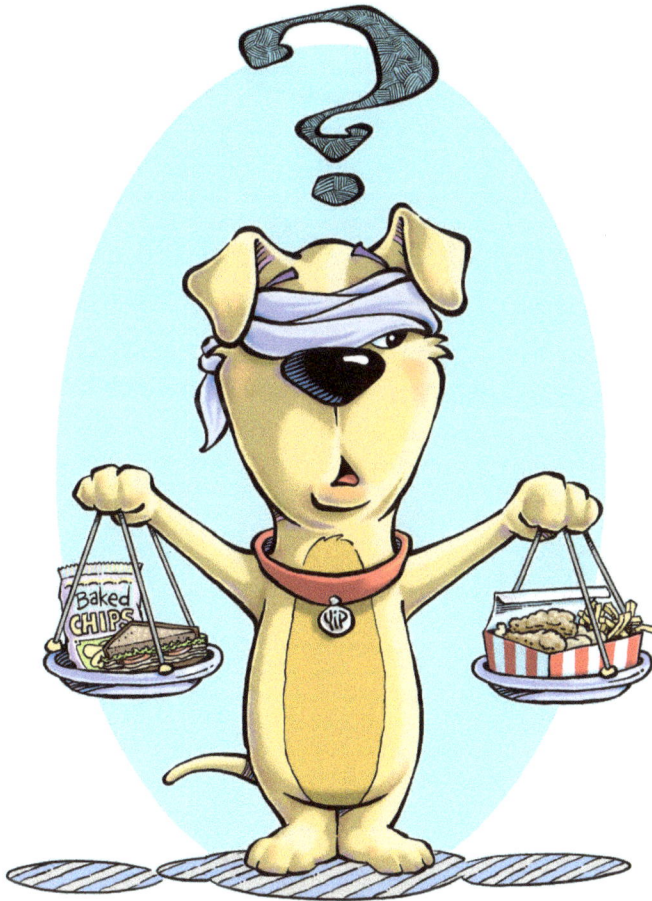

Decisión de tu cachorro interno: ¿Comer *pollo frito* con *papitas fritas* o comer *alimentos que no estén fritos*?

El pollo frito con papitas fritas sabe rico y, de vez en cuando, tu cachorro puede comer una *pequeña* cantidad, pero enséñale a probar papitas horneadas y un sándwich algunas veces. Dile "¡Bien hecho!" CADA vez que escoja alimentos más saludables en vez de alimentos fritos.

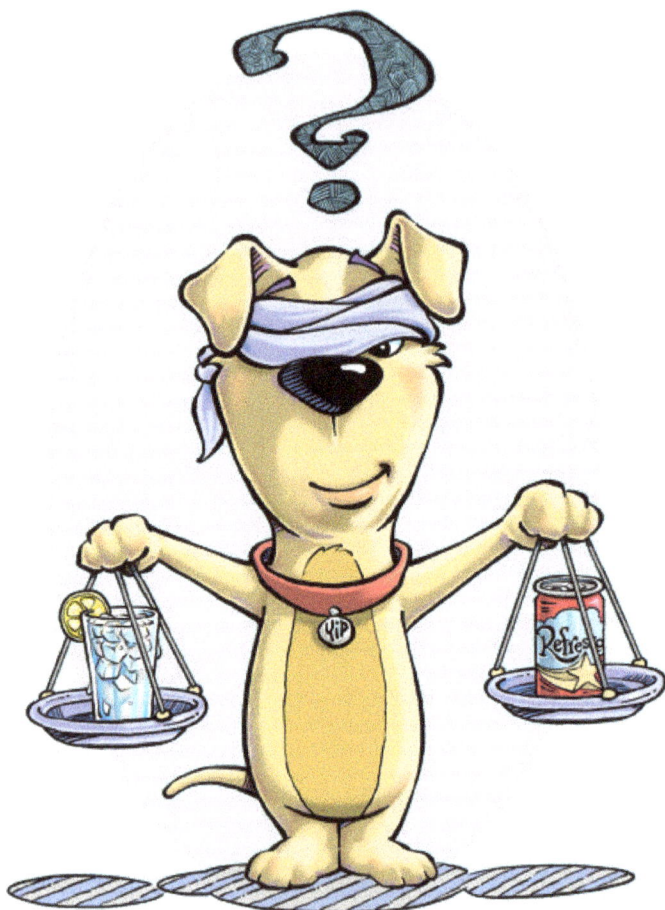

Decisión de tu cachorro interno: ¿Beber *refrescos* o beber *agua*?

Las bebidas con azúcar saben ricas, pero NO todo el azúcar es saludable para el cuerpo. Enséñale a tu cachorro a escoger leche o a beber agua. Puede echarle limón o frutas al agua. Dile a tu cachorro "¡Bien hecho!" CADA vez que escoja algo saludable para beber en vez de bebidas con azúcar.

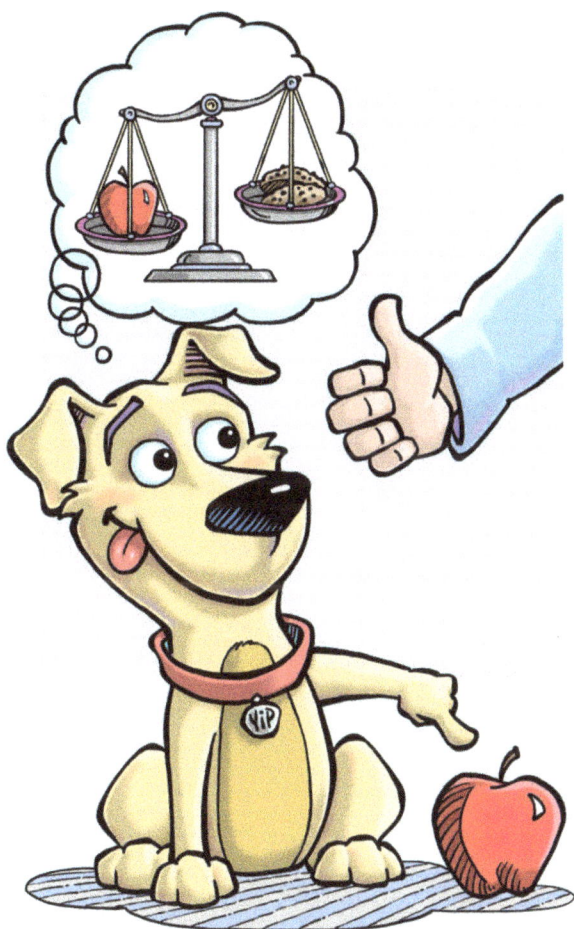

Tu cachorro interno es sólo un cachorro y tiene mucho que aprender. Ten paciencia.

Tu cachorro quiere que la parte de ti que *piensa* sea feliz, pero también le gustan las golosinas. Al principio, no hará siempre lo que la parte de ti que *piensa* sabe que es lo correcto. Sigue entrenando a tu cachorro para que se detenga y piense: "¿*Vale la pena* esta opción o *no*?"

Tu cachorro tiene que practicar MUCHO para aprender hábitos de alimentación nuevos y saludables. Dile "¡Bien hecho!" CADA vez que tome una decisión saludable. El elogio hace que tu cachorro se sienta bien y que quiera hacer lo que la parte de ti que *piensa* sabe que es correcto.

1. Haga una lista de actividades divertidas que puede hacer cuando se sienta aburrido o cuando quiera comer pero no tenga mucha hambre.

2. Haga una lista de actividades que puede hacer o de personas con las que puede hablar cuando se sienta triste, molesto, o nervioso y quiera comer.

Capítulo 6
Entrena a tu cachorro
a usar la *Señal de Pare del*
Estómago para dejar de COMER

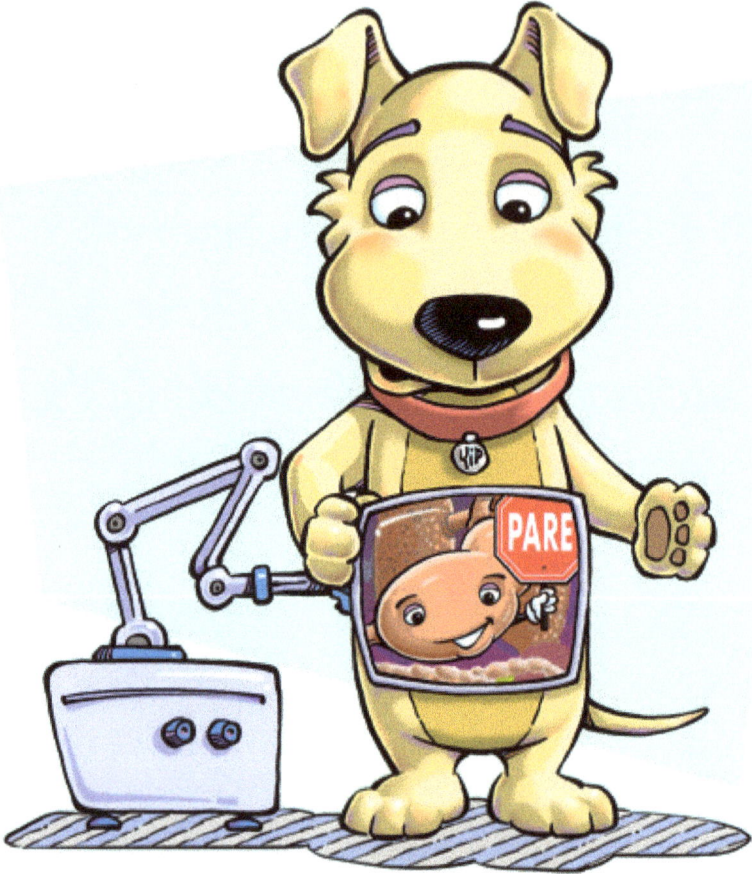

Ayuda a tu cachorro a aprender a usar su estómago como una SEÑAL DE PARE para dejar de comer.

Tu cachorro está acostumbrado a comer toda la comida que encuentre o tanta comida como *quiera*. Cuando la comida sabe rica, puede ser difícil para tu cachorro dejar de comer tan pronto como su estómago se sienta LLENO. Recuérdale: "Puedes volver a comer comida sabrosa más tarde cuando sea el *momento adecuado*". Dile "¡Bien hecho!" CADA vez que se detenga CUANDO esté LLENO.

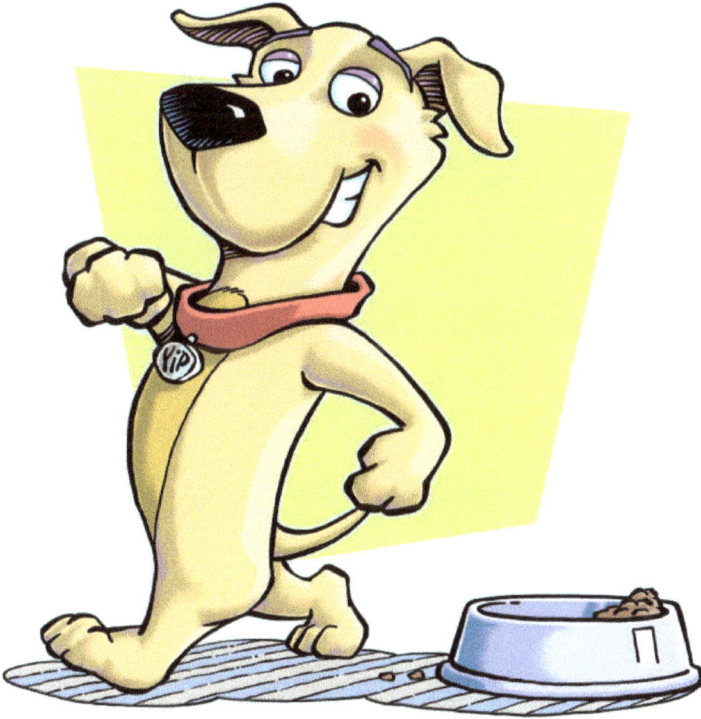

Ayuda a tu cachorro a hacer otra cosa tan pronto se sienta LLENO.

Puede ser difícil para tu cachorro interno dejar de comer cuando todavía hay comida frente a él. Debe alejarse de la comida y encontrar algo más divertido que hacer. Dile a tu cachorro "¡Bien hecho!" CADA vez que decida dejar de comer tan pronto que su estómago esté LLENO y vaya a leer un libro, ver una película, o jugar con un amigo.

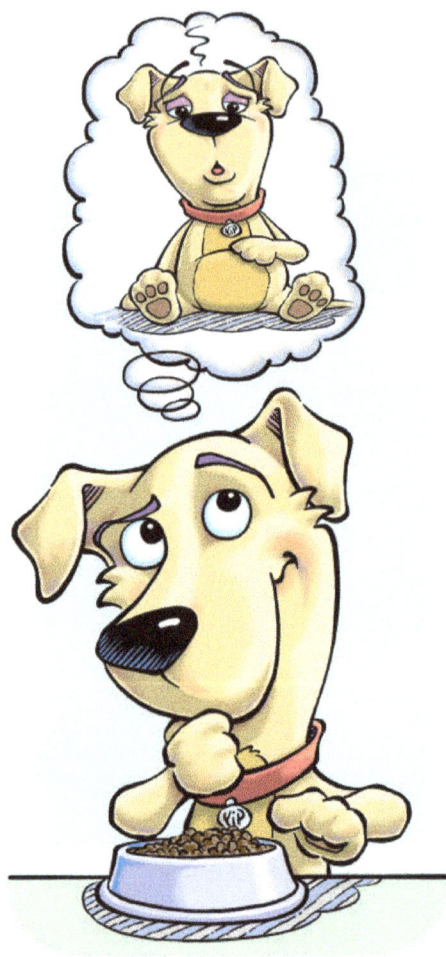

Ayuda a tu cachorro a recordar que su estómago no se siente bien cuando come mucho azúcar o se **SACIA.**

Los cachorros no piensan en lo que pasó ayer. La parte de ti que *piensa* puede ayudar a tu cachorro a estar contento si le recuerdas que cuando come mucho, a veces se siente mal más tarde. Dile a tu cachorro: "¡Bien hecho!" CADA vez que se acuerda de esta lección: la comida sabe rica, pero ATIBORRARSE NO VALE LA PENA.

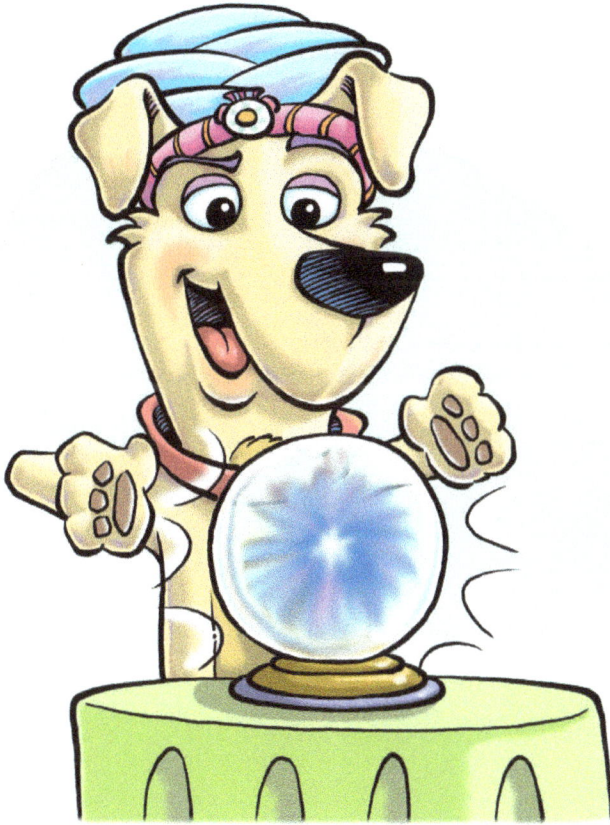

Ayuda a tu cachorro a pensar en el futuro.

Los cachorros no piensan en cómo se sentirán en unos minutos, cómo se sentirán mañana, o cómo se sentirán en unas semanas. La parte de ti que *piensa* puede ayudar a tu cachorro interno a estar contento comiendo saludablemente, y recordándole que al tener un cuerpo sano se va a sentir muy bien. Dile a tu cachorro: "¡Bien hecho!" CADA vez que se acuerde de esta lección: hay muchas cosas divertidas que hacer además de comer. Si dejo de comer cuando estoy LLENO, me sentiré mejor.

1. Piense en un momento en el que comió tanta comida que se sintió mal después de comer. Haga un dibujo o escriba una historia sobre la situación para que pueda recordar que a veces se sienta mal comer demasiada comida.

2. Piense en un momento en el que dejó de comer cuando había comido suficientes golosinas. Haga un dibujo o escriba una historia sobre lo difícil que es dejar de comer una comida sabrosa y lo bien que se siente cuando no come demasiado.

Capítulo 7
El Cachorro
Interno Bien Entrenado

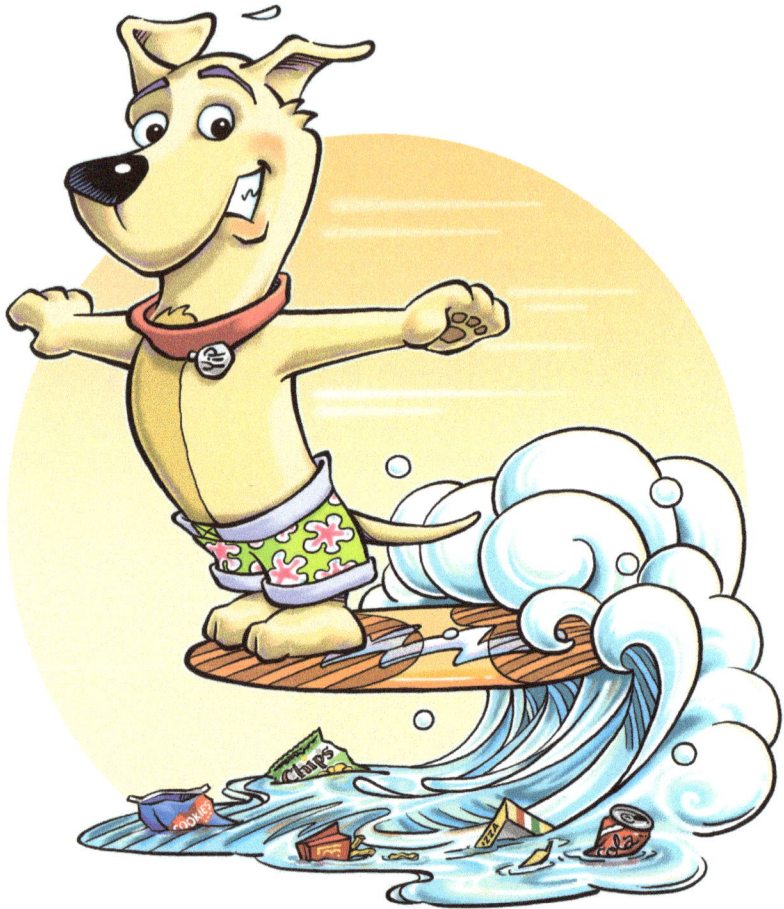

Tu cachorro vive en un mundo con muchas comidas divertidas que le hacen querer comer demasiadas golosinas.

Ayuda a tu cachorro a practicar "surf" cuando vea mucha comida sabrosa y quiera comer. Cuando surfeas, te mantienes encima de la ola para que no se caiga sobre ti. Tu cachorro puede aprender a "vencer" la necesidad de comer alimentos sabrosos cuando los ve. Piensa en la necesidad de comer como una ola. La urgencia desaparecerá en unos minutos si tu cachorro espera o piensa en otra cosa interesante o divertida.

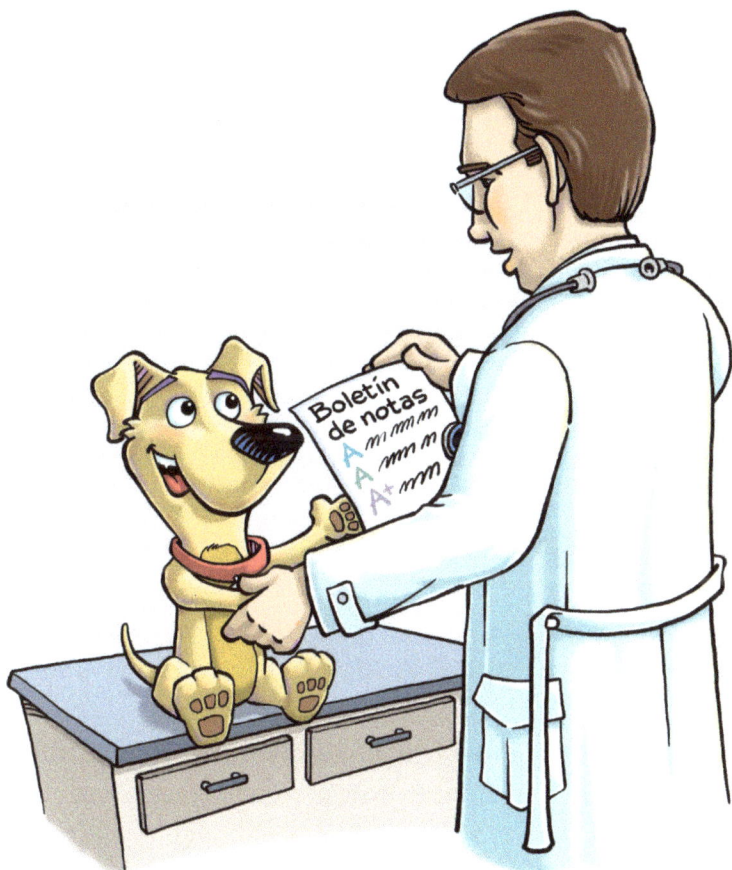

Felicidades, su cachorro interno ahora está bien entrenado.

¿Cuáles son las lecciones que su cachorro recuerda para ayudarlo a comer bien y sentirse mejor?

- LECCIÓN UNO: "Conozco muchas maneras de divertirme y sentirme mejor. No necesito comer cada vez que quiero comer."
- LECCIÓN DOS: "Mi cuerpo se siente mejor cuando dejo de comer tan pronto como estoy LLENO. Mi estómago no se siente bien cuando como mucho azúcar o me LLENO demasiado."
- LECCIÓN TRES: "Cuando quiero seguir comiendo más, recuerdo que puedo comer más comida sabrosa más tarde, cuando sea el momento adecuado de comer."

Un cachorro interno bien entrenado se detiene y piensa antes de comer. La mayoría de las veces toma decisiones saludables.

¿Cuáles son los hábitos de alimentación nuevos y saludables de tu cachorro?

- Tu cachorro come comidas y meriendas nutritivas para no tener demasiada hambre.
- A tu cachorro le gustan muchos alimentos nutritivos. No escoge bebidas con azúcar.
- Tu cachorro sabe cómo alejarse de la comida cuando está LLENO.
- A tu cachorro le gustan las golosinas, pero no pide golosinas todo el día.
- Tu cachorro no escoge golosinas cuando tiene mucha hambre.
- Tu cachorro se SIENTE contento con pequeñas golosinas.
- Tu cachorro usa el *Medidor del Hambre* para decidir cuándo es el momento adecuado para comer y cuándo es mejor hacer otra cosa. No come cada vez que *quiere* comer.
- Tu cachorro usa la *Balanza para Medir si Vale La Pena* para tomar decisiones más saludables.
- Tu cachorro usa la *Señal de Pare del Estómago* para dejar de comer *antes de* que se SACIE.

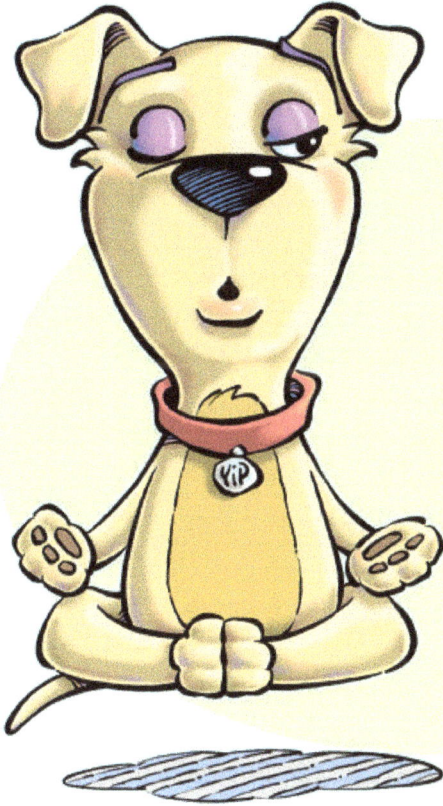
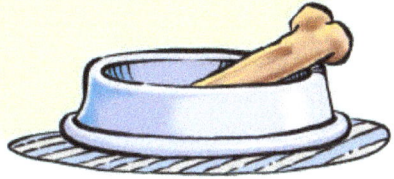

Un cachorro interno bien entrenado sigue practicando para no olvidar sus nuevos hábitos.

La parte de ti que *piensa* todavía está a cargo de tu cachorro, pero tu cachorro y tú tienen que trabajar juntos para estar más contentos y mantenerse saludables. A tu cachorro todavía le gusta comer y le gustan las golosinas. A veces se olvida de sus lecciones y come más de lo que es saludable, pero se acuerda la próxima vez. Tu cachorro interno trata de hacer lo que la parte de ti que *piensa* sabe que es correcto. La parte de ti que *piensa* tiene que ser paciente. Sigue diciéndole "¡Bien hecho!" cuando le hace caso a su estómago y hace cosas divertidas en vez de comer.

¿Recuerdas la historia de la liebre y la tortuga? Tu cachorro sigue practicando todos los días como la tortuga. No se detiene a descansar como la liebre. Acabará ganando la carrera para ser feliz y mantenerse saludable.

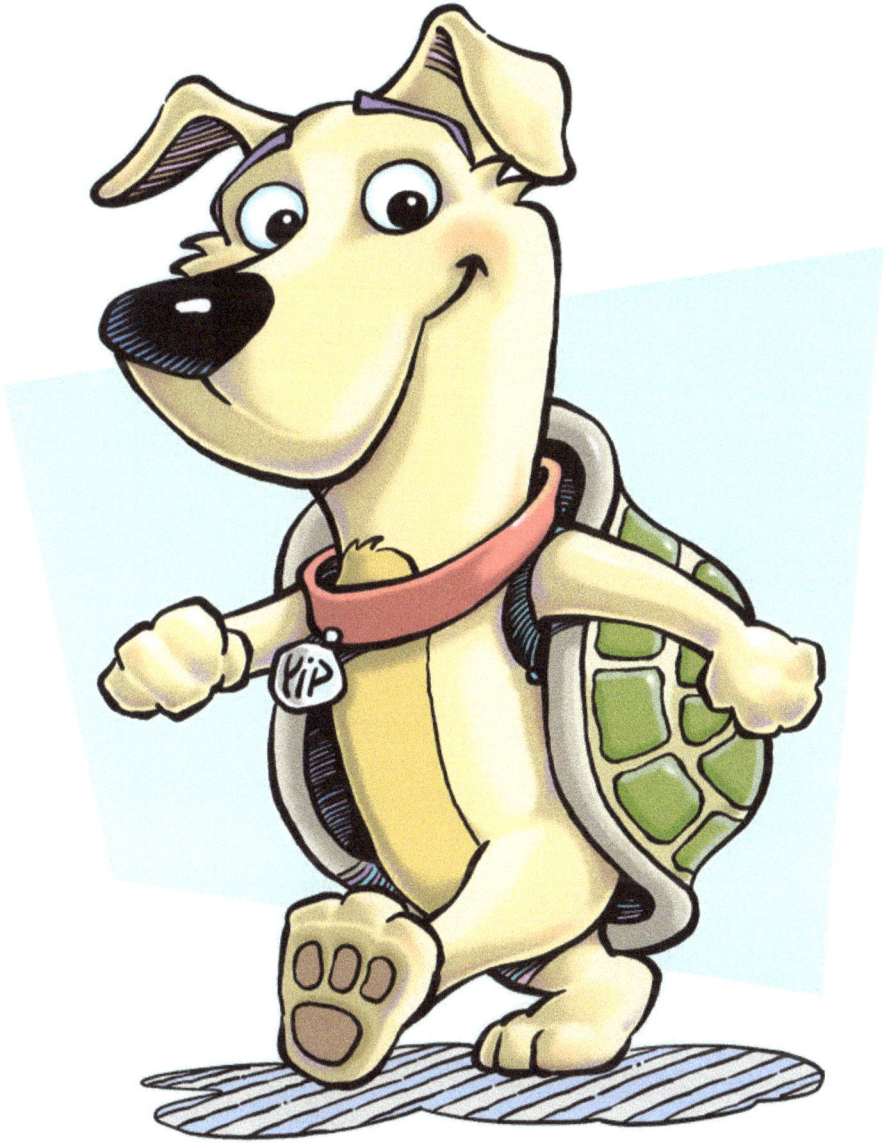

1. Practique el ESPERAR cuando no es el momento adecuado para comer, o cuando ya ha tenido un bocadillo, pero quiere comer más. Al principio, se siente un poco incómodo por tener que ESPERAR, pero puede hacerlo. Se hace más fácil ESPERAR cuando tiene más practica con este hábito.

2. Haga un dibujo de se cachorro interno bien entrenado y dele una estrella dorada, o dibuje una estrella dorada en este libro cuando su cachorro interno haya aprendido a usar las tres herramientas (*Medidor de Hambre, Balanza para Medir si Vale la Pena, Señal de Pare del Estómago para dejar de COMER*). Ponga otra estrella dorada en su dibujo (o en el libro) cada semana que siga entrenando a su cachorro interno. Recuerde, su cachorro interno tiene que seguir usando estas herramientas todos los días para sentirse bien y mantenerse saludable. Recuerde decirse "¡Buen trabajo!" *cada* vez que usted y su cachorro interno trabajen juntos para tomar decisiones más saludables.

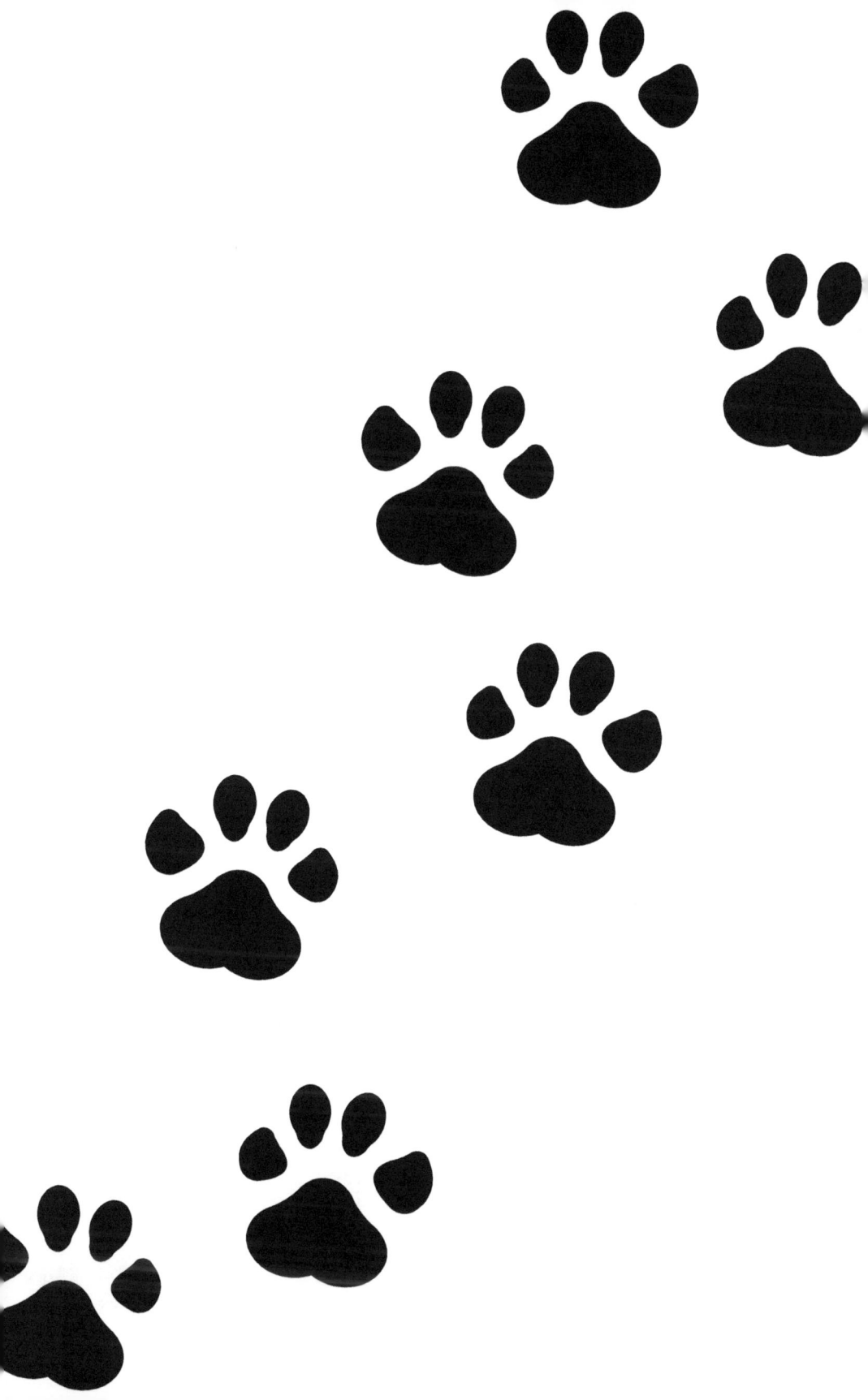

Glosario

Comer bien: Tomar decisiones sobre lo qué y cuánto comer basado en el equilibrio entre el placer que te trae la comida y tu salud y bienestar.

MUNDO LLENO DE COMIDAS DIVERTIDAS: Un entorno en el que comidas sabrosas, baratas, y con altas calorías son fácilmente accesibles y en el que las normas culturales apoyan el uso de la comida como recompensa y como una parte central de la socialización y celebraciones.

Picoteo: Una forma de comer en cual se comen cantidades pequeñas a moderadas durante un período prolongado, lo que puede ser problemático si se elige principalmente golosinas en lugar de alimentos más nutritivos, o si se come más calorías durante todo el día de las que tendría que comer si hubiera INGERIDO comidas nutritivas regularmente.

Las opciones saludables/Hábitos saludables alimentarios: Cuando comes alimentos nutritivos, la mayoría del tiempo y solamente en cantidades moderadas. Esto permite obtener y mantener un cuerpo que es médicamente sano.

HAMBRE en vez de *querer comer*: En este libro, "hambre" significa que siente hambre en el estómago (esto ocurre cuando usted no ha comido en unas horas). Sin embargo, si usted come golosinas muy dulces sin suficiente comida nutritiva, puede sentir hambre antes. En este libro, "*querer comer*" significa que no tienes hambre en el estómago, pero quieres saborear algo en la boca (también se puede entender como *hambre en la boca* o un *antojo*).

JUSTAMENTE LLENO: Se refiere a los primeros signos de distensión estomacal. Es mejor dejar de comer al experimentar esta señal porque a su mente le toma un poco de tiempo procesar las señales de su estómago. Cuando se detiene JUSTO cuando estás LLENO, te sentirás cómodamente lleno en quince minutos. Si no dejas de comer hasta que te sientas repleto y lleno sin duda alguna, es probable que te vayas a sentir un poco incómodo al pasar los quince minutos.

SOLO ESPERA: Una forma de lidiar con los impulsos de comer cuando no tienes hambre es tolerar el malestar con una estrategia como actividades divitidas o pensando en otra cosa que no sea comida. Al practicar SOLO ESPERA, te darás cuenta de que las ganas de comer son reemplazadas naturalmente por otros pensamientos que se le ocurren. Esto será posible mientras que no te enfoques en los pensamientos acerca de lo que *quieres* comer y no permanezcas molesto que no puedes comer lo que *quieres* comer. Imagínese el impulso o deseo como un copo de nieve cayendo en tu mano; se derretirá por sí solo si lo dejas. Puedes aplastar el pedacito de nieve para que desaparezca, pero no es necesario.

Deje que su estomago sea su guía: Cuando toma decisiones basadas en las sensaciones de su estómago, no sólo en lo que tu mente dice que *quiere* comer o lo que dice su boca que va a saber rico.

Escuchar a tu estómago: Préstale atención a las sensaciones de hambre y saciedad en tu estómago; nota los primeros signos de hambre, y come un aperitivo para que no te dé tanta hambre que comas opciones menos saludables; nota los primeros signos de distensión estomacal y termina de comer JUSTO cuando estés LLENO.

NO VALE LA PENA: Cuando te das cuenta de que lamentas *qué o cuánto* comió, pero solo se da cuenta *después* de haber comido. El arrepentimiento es típicamente porque la comida en realidad no sabía tan bien (o al menos no tan buena como esperaba), o que no estabas prestando atención y comió más de lo que necesitaba para sentirse cómodo (*comer sin sentido*).

Los alimentos nutritivos: Comidas o aperitivos que incluyen una gran cantidad de proteínas, hidratos de carbono complejos, fibra, grasas saludables, vitaminas, y minerales, en lugar de alimentos con "calorías vacías" que proporcionan calorías principalmente de azúcares, hidratos de carbono simples, y grasas menos saludables (por ejemplo, comida chatarra).

Esperar al tener un impulso: Cuando sabes que quieres comer, pero decides no hacerlo porque no es el momento adecuado para comer y decides ESPERAR. A medida que practicas evadir los impulsos, nota que los deseos de comer pueden parecer ser inicialmente más fuertes, pero como una ola, el impulso disminuirá al esperar. La idea es que no tienes que satisfacer cada impulso de comer que experimentes.

El momento adecuado para comer: Las comidas o aperitivos programados regularmente son los mejores momentos para comer. Comer a horas regulares durante el día, incluso si no tienes tanta hambre. Las comidas regulares *evitan* que te pongas *tan* HAMBRIENTO que te resulta difícil considerar cuidadosamente las opciones más saludables y detenerte JUSTO cuando esté LLENO.

Demasiada HAMBRE: Cuando sientes tanta hambre que no te detienes a pensar en lo que *Valdría la Pena*. Cuando tienes *demasiada* HAMBRE, puedes comer cualquier alimento que es fácil de conseguir, comer muy rápido, o comer más de lo que hubieras comido si no hubieras tenido tanta hambre.

Entrenador: Una persona con cierta experiencia que asume la responsabilidad de educar, preparar, y guiar a otra persona (o animal) para desarrollar ciertas habilidades, típicamente usando práctica, y métodos empíricos.

Golosinas o comidas chatarra: Alimentos que realmente le gustan, por lo que es probable que coma cantidades más grandes de lo que es saludable para su cuerpo. A menudo - pero no siempre – las golosinas o comidas chatarra son altamente procesadas y más bajas en valor nutricional.

VALE LA PENA: Cuando disfrutó de lo que comió y no se siente privado de alimentos, todavía se siente bien (cómodo) en su cuerpo al terminar de comer. VALE LA PENA generalmente significa que tenía hambre, por lo que necesitaba comer, o realmente *quería* una golosina y pudo comerla en una pequeña cantidad, por lo que se sintió bien con su decisión.

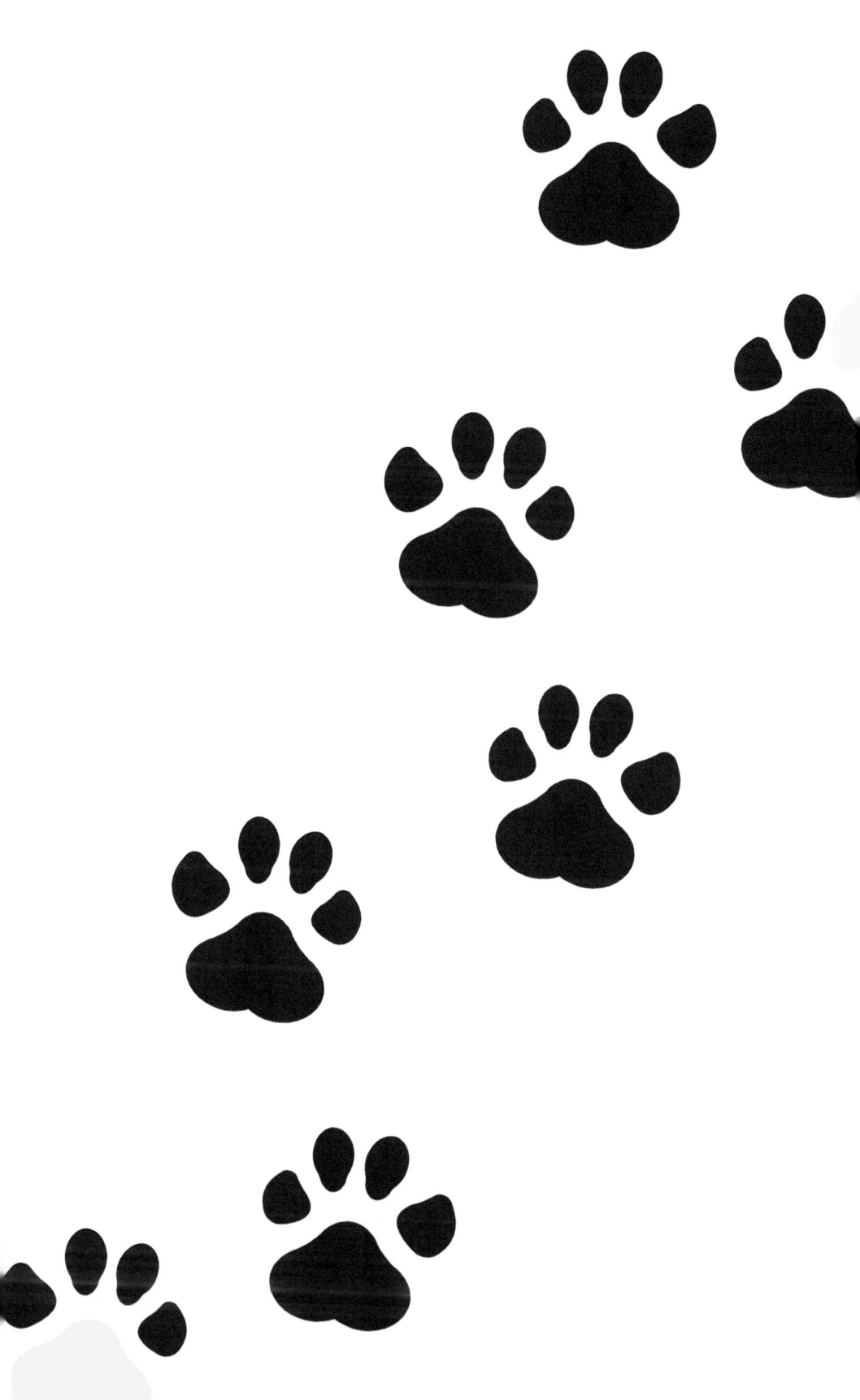

A mi esposo, Ed, que me dio la confianza de escribir este libro para todos los niños y sus familias, y a mis nietos, Lily, Zoey, y Sawyer, que me inspiran todos los días a entender sus mundos mágicos y a pensar como ellos otra vez.

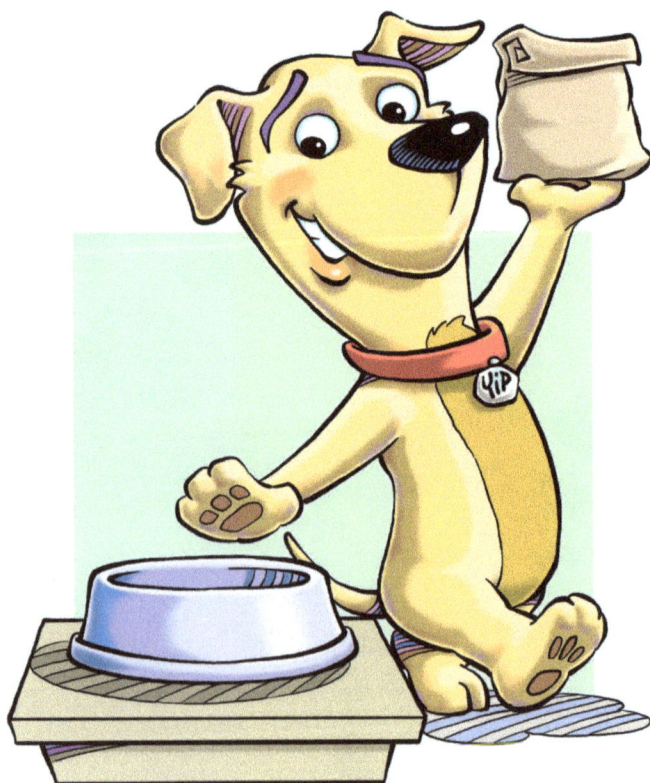

Acerca de la Autora

Linda W. Craighead, PhD, es una profesora de psicología en la Universidad Emory en Atlanta y directora del programa de doctorado de psicología clínica. La Dra. Craighead recibió su bachillerato de la universidad de Vanderbilt y su doctorado en psicología de Pennsylvania State University. Ella ha enseñado en Pennsylvania State University, University of North Carolina at Chapel Hill, y University of Colorado en Boulder. La Dra. Craighead ha publicado extensamente en el área de desórdenes alimenticios y problemas de peso, y trabaja como psicóloga clínica con licencia. Ella desarrolló y evaluó una intervención explicada en The Appetite Awareness Workbook (New Harbinger, 2006) para ayudar a adultos a superar varios problemas de alimentación (como el comer demasiado o preocupación por la comida). Entrenamiento para apetito (AAT por sus siglas en Inglés), incorpora comer conscientemente y estrategias bien establecidas de la terapia cognitiva conductual. La Dra. Craighead toma un papel principal en varios talleres, a nivel nacional e internacional, proporcionando entrenamiento en la aplicación del entrenamiento para el apetito y cómo usar la tecnología móvil para una serie de problemas relacionados con la alimentación y el peso.

Otros Libros Escritos por
Linda W. Craighead, PhD

The Appetite Awareness Workbook: How to Listen to Your Body and Overcome Binge Eating, Overeating, and Obsession with Food

Psychopathology: History, Diagnosis, and Empirical Foundations (3rd Edition),
Edited with David J. Miklowitz and W. Edward Craighead

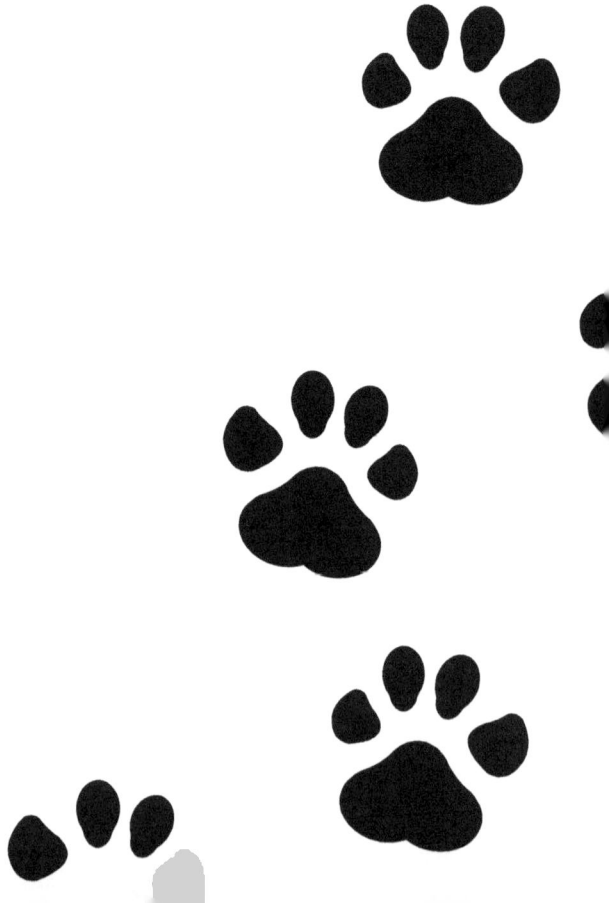

www.ingramcontent.com/pod-product-compliance
Lightning Source LLC
Chambersburg PA
CBHW041222030426
42336CB00024B/3415